MW00886249

SERGI RECASENS
Olga Maulén

El fenómeno del
aceite
COCO

ADELGAZA - DESINTOXICA - EMBELLECE - DELEITA

Si este libro le ha interesado y desea que lo mantenga informado
de mis publicaciones, escríbame indicándome qué temas son de su interés
(Astrología, Autoayuda, Ciencias Ocultas, Artes Marciales, Naturismo, Espiritualidad,
Tradición...) y gustosamente lo complaceré.

Si bien el autor ha comprobado personalmente el resultado de las recetas,
productos, fórmulas técnicas o similares que el presente libro pueda contener,
así como toda la información detallada en el mismo,
en ningún momento asume responsabilidad alguna en cuanto a su utilización.

Colección Espiritualidad, Metafísica, Salud y Vida Natural
EL FENÓMENO DEL ACEITE DE COCO
Sergi Recasens

1.ª edición: Febrero de 2017

Título original: El fenómeno del aceite de coco

Maquetación: Sergi Recasens
Corrección: Sergi Recasens
Diseño de cubierta: Sergi Recasens

ISBN: 978-1540809520

Edita: SR (Sergi Recasens)
www.sergirecasens.com

AGRADECIMIENTOS

A la mejor madre del mundo por darme la vida y permitirme volar muy alto, pues sin ella, tengo claro que no sería quien soy hoy. A mi padre, quien desde otras dimensiones, siempre me ha acompañado en todo momento. A mi querido y «viejo» aliado ya de otras vidas, Francisco Cabanillas por su magia, sabiduría, humor, compasión, por ser un gran guerrero y un excelente compañero de camino. A Carola Bezamat por ser una superpartner, maravillosa amiga, por confiar en mí y ayudarme a cumplir un extraordinario sueño. A mi madre cósmica Patricia Fischman por abrirme las puertas de su corazón y su hogar. A Ángela Puig simplemente por existir. A Wan, mi loco y adorable bulldog francés por ser un auténtico bufón y hacerme reír a cada instante. A Tai -mujer de Wan-, quien nos contempla desde el espacio por ser la perrita más interestelar que mis ojos han visto jamás, y por siempre otorgarnos felicidad aun sin su presencia. A los Lamas de Tunquén por su *puya*. Y a todas aquellas personas que aunque no detalle sus nombres -por ocupar páginas y páginas- interactúan en el día a día con este hombre inquieto e incansable que está escribiendo las presentes líneas. Pero por sobre todas las cosas, le agradezco infinitamente a mi bella mujer y compañera de vida, Olga, por su paciencia, su alegría, su adorable y contagiosa sonrisa, su valor, su fortaleza, sus conocimientos, su inestimable colaboración en la presente obra y cómo no, por siempre creer en mí.

No estás solo. En este preciso instante, cientos, miles, por no decir millones de personas en el mundo están haciendo lo mismo. Buscar ayuda para resolver uno o varios problemas de salud: sobrepeso, diabetes, alzhéimer, estrés, depresión, cáncer, alergias, pérdida y debilitamiento del cabello, colon irritable, candidiasis crónica, cansancio..., o simplemente se estén preguntando: ¿qué puedo hacer para sentirme más joven, vital y radiante?

Todos, en mayor o menor grado en algún momento a lo largo de nuestra existencia hemos experimentado dichas situaciones. Según lo que nos han transmitido generación tras generación aproximadamente durante los últimos trescientos años, debido al bombardeo de las compañías farmacéuticas, la publicidad y el sistema sanitario, acudiríamos en busca del bisturí, las cremas, lociones, etc., así como de la gran promesa de la medicina tradicional: los medicamentos.

Sin embargo, cabe hacer hincapié en un pequeño gran detalle. El mundo ha cambiado. Estamos ante una paradoja evolutiva. La medicina convencional moderna continúa centrando toda su atención así como recursos en los pequeños detalles, creando cada vez más tecnología punta, medicamentos y mega especialistas en todo tipo de áreas en lo que a enfermedades se refiere. Y al otro lado del paisaje estamos nosotros. Un mecanismo divino en medio del Siglo de la Información. Información que antes se ocultaba y que ahora retumba por doquier a donde quiera que vayamos con un único propósito, concienciarnos del poder y la belleza de la conexión con lo simple.

Siendo incansables investigadores del alimento como medicina, hemos comprobado con asombro tanto en lo personal como en consulta, la contundencia en los resultados que el fruto de la palmera nos ofrece en su infinidad de aplicaciones.

Sucede que en estos instantes estamos redescubriendo uno de los productos que formó parte de nuestro imaginario desde que existimos, como lo describen las antiguas ciencias ancestrales, el Ayurveda, el antiguo Egipto, la cultura milenaria China y la medicina griega entre otras. Un producto que, además de su exótico origen y característico olor, fue comercializado con fines industriales y lejanos a necesidades tan vitales como las que a lo largo de esta obra te presentamos.

¿Qué dirías si con lo mismo que untas una tostada logras poner fin a un cáncer de colon y acelerar tu metabolismo?

Y así es que, un buen día llama a nuestra puerta un «extraño conocido»: *¿Qué tal?, ¿te acuerdas de mí? Soy el alimento más extraordinario que la comunidad científica hubiese podido imaginar. Los occidentales no se lo esperaban, me prefieren extra virgen y en lo posible orgánico, en fin... ¡Ah! Se me olvidaba, mi nombre es coco. Aceite de coco, el de toda la vida, ¿me reconoces?*

I PARTE

Conociendo el aceite de coco

BITÁCORA DE UNA PALMERA
La ruta del coco

Existen algunas sentencias ampliamente aceptadas por la mayoría, por ejemplo, que si hay algo que hace muy interesante a personas así como a las diferentes especies que habitan el planeta, es su procedencia y la capacidad de adaptación de éstas a diferentes lugares del mundo. Y es que, cuando conocemos algún personaje de alma viajera, es imposible no sentirse fascinado por una vida llena de movimiento, de nuevas sensaciones. Pues bien, el señor Cocos Nucífera, hoy en día sigue siendo una especie de origen misterioso, ya que por centurias, investigadores y científicos han discutido su procedencia centrándose en dos focos principales: el sur de Asia y América.

Hallazgos fósiles en Nueva Zelanda, muestran que especies vegetales de menor tamaño y de idénticas características al protagonista de la presente obra, el coco, crecieron allí hace 15 millones de años. También se descubrieron fósiles más antiguos en Kerala, Rajastán, Thennai en Tamil Nadu a orillas del Palar, Then-pennai, Thamirabharani, Río Kaveri y laderas en la frontera de Kerala, Koanseema-Andharapradesh, Maharashtra (todo ello en la India), aunque los más conocidos y antiguos, provienen de Khulna, en Bangladesh.

Los cocos, son mencionados en el poema Mahawamsa de Sri Lanka del siglo II al I a. C. El posterior Culawamasa, dice que el rey Aggabodhi I (575-608), plantó un jardín de cocoteros de 3 yojanas de largo. Probablemente fue la primera plantación de cocos que quedó registrada.

La teoría de los Austronesios

Cuenta la leyenda, que en las Islas Formosas al sureste de China (hace unos 5.000 años), un pueblo de alma errante, los austronesios fueron artífices de una de las lenguas más extendidas e inquietas de la historia, y quienes -según los últimos hallazgos científicos-, extendieron el fruto de la palmera por las diversas islas del Pacífico.
Las familias austronesias, son el único clan lingüístico que se extendió

rápidamente vía marítima por tres continentes: Asia, Oceanía y África. Las migraciones, se efectuaron durante dos períodos:

- El primero, el de las lenguas malayo-polinesias sobre el territorio de Filipinas, Indonesia y Polinesia.

- El segundo movimiento lo realizó el grupo de las lenguas oceánicas en el territorio de Polinesia y Micronesia. A partir de estas rutas marítimas (apreciar en el mapa con forma de elipse) abarcaron tres continentes constituyendo las primeras redes de difusión del coco. Debido al movimiento constante de estos grupos lingüísticos es que, en la actualidad, pese a la lectura del enorme espiral de ADN del coco, ha sido imposible establecer el origen de tan funcional fruto. Los últimos territorios en ser colonizados por los austronesios probablemente fueron, Hawai, Isla de Pascua en el siglo V y Nueva Zelanda hacia el siglo IX.

El coco, se estableció en los distintos lugares donde estos inquietos navegantes pisaron tierra firme, emergiendo de esta colonización grupos locales dedicados al cultivo y manufactura del coco. Una de las máximas curiosidades alrededor de la palmera, es la ausencia de hallazgos silvestres de cultivo.

Resulta inevitable imaginarse a un visionario austronesio descubriendo el llamativo árbol de la palmera, y bajo el embrujo de este fascinante hallazgo, apresurar a las embarcaciones con el fin de extender esta maravilla en la mayor cantidad de territorio posible.

Y por si fuera poco, para añadir más elementos a este puzzle histórico, diremos que los actuales habitantes de las tierras altas de Madagascar, son descendientes de los antiguos portadores del coco y del arroz, los austronesios.

Aunque también dicen...

Otra teoría, es la distribución del coco hacia el mundo a partir de los viajes realizados por nativos americanos hacia las islas del Pacífico. Esta teoría es apoyada por ciertos autores quienes afirman que muy probablemente apenas conocida la presencia del cocotero en América Central, formó parte de los frutos que las comitivas mayas, aztecas e incas transportaron juntos a ellos. De esta forma, se habría introducido en las costas del Atlántico, desde la isla de Santiago en el archipiélago de Cabo Verde o la isla de Goré al sudeste de la península de Cabo Verde, cuando Vasco de Gama volvía de la India y de África Oriental en 1499. Lo que está claro es que, la distribución hacia las zonas interiores de los continentes sólo pudo ser realizada por la mano del hombre. Lamentablemente para estos autores, la evidencia científica acerca del origen melanesio del coco es contundente, de manera que la teoría de los americanos en el Pacífico, queda descartada.

En India, el coco ha sido cultivado y forma parte de la ciencia ancestral del Ayurveda por más de 3.000 años. Mucho antes de la colonización europea del «Nuevo Mundo». Reportes efectuados en el siglo XVI, indican que ya se habría introducido el coco en América Central, más específicamente en Panamá, donde los indígenas ya daban señales del uso cotidiano del fruto de la palmera y de manera muy temprana, en los períodos coloniales españoles y portugueses, el coco se introdujo de Asia hasta el Caribe, en México, Colombia, Perú y Brasil.

Tiempos de oro

Poco a poco y de forma sostenida, la producción del coco, con sus múltiples derivados (aceite, leche, carne, etc.), fueron extendiéndose hacia los distintos focos de la industria alimentaria del mundo. A principios del siglo XIX, el coco era el principal componente de la bollería industrial y de panaderías especialmente de Europa y América. Aquí, haremos un inciso y estableceremos las características de la producción de tan maravilloso aceite. Dejemos en claro que es un aceite perteneciente a zonas donde la manufactura es en un cien por ciento artesanal, por ende, los costos de producción son un tanto altos para los grandes productores de alimentos, quienes siempre priorizan cantidad por sobre calidad, así como bajos costos, alta durabilidad y adicción por sobre la salud, equilibrio nutritivo y solidaridad.

Volviendo a lo nuestro, decíamos que a principios del siglo XX en plena expansión de la industria en todas sus facetas, el aceite de coco constituía el principal aceite para la comercialización de bollería, mantequillas, cremas y otros productos alimenticios. Entonces ocurrió que en la zona de principal producción, Filipinas y otras islas del Pacífico, se produjo la ocupación japonesa en plena Segunda Guerra Mundial. Hecho que dejó a toda una industria paralizada a la vez que sangrientas batallas asolaron a una comunidad en extremo pacífica, lejos de todo problema político y territorial.

Épocas oscuras

De esta manera, en otras partes del mundo, la industria alimentaria aprovechó el suceso para desarrollar productos que sustituyeran al tan preciado aceite de coco. Producto, hasta el momento, popular y funcional que daba grandes ingresos a sus productores. Pese a que el aceite de coco se había vuelto un elemento imprescindible en el mundo de la cocina y la industria, la ocupación constante y castradora de los ejércitos invasores por años, resultó en la paralización casi total del abastecimiento de aceite de coco para los países extranjeros.

Y aquí, es cuando una vez más aparece en pantalla nuestro conocido factor empresarial, quien con el símbolo del dólar dibujado en sus ojos y frotándose las manos, comenzó a crear una serie de productos alternativos que supliesen al prestigioso aceite de coco. Así, gracias a los esfuerzos de investigadores y empresarios se dio origen a la oscura pero lucrativa época de los «aceites vegetales refinados» todavía presente en nuestros días. Cuando la guerra acabó, la suma de miles de millones vinculados a la producción de aceites era tal, que la industria alimentaria decidió poner en marcha una de las muchas campañas macabras para desterrar por siempre al aceite de coco como elemento base de ninguna industria, y así fue.

Gracias a la conjunción de los políticos, periodistas y científicos, a fines de la década de los 50, la opinión pública estaba totalmente amaestrada en la farsa de las grasas saturadas y el mito del colesterol. Se desterraban la mantequilla, los huevos y por supuesto el aceite de coco de la dieta, para dar paso a los «aceites vegetales parcialmente hidrogenados», que según la voz oficial, por ser altamente saludables, nos alejarían entre otras muchas dolencias, de las enfermedades cardiovasculares, salvando así millones de vidas. Sin ir más lejos, la clásica recomendación de no consumir grasas (teoría insostenible que el mundo médico insiste en mantener), no se origina de estudio científico alguno, sino que forma parte de la recomendación de un comité político añejo de senadores estadounidenses con intereses personales poco transparentes, que, ¡oh casualidad!, también serían quienes promovieron el nacimiento de la tan nefasta pirámide nutricional vigente hasta nuestros días.

Un engaño mortal

Por casi cuatro décadas, el aceite de coco siguió siendo un producto etiquetado como maligno ya que formaba parte del grupo perteneciente a las grasas saturadas. Durante este tiempo, se alzó con una fuerza propia del Imperio de Darth Vader, el lado oscuro de la fuerza: La industria de la Soja, quien tajantemente endemonió empleando todo tipo de medios de difusión a los aceites tropicales. Hecho que dejó totalmente indefensos ante la luz pública a naciones pobres como Filipinas, Sri Lanka e Indonesia quedando de manos atadas ante la rotunda arremetida de radio, prensa y televisión contra sus productos.

Resulta muy complicado imaginarse a un grupo de empresarios filipinos en las oficinas de una gran agencia de comunicaciones en Londres, pagando cifras desorbitadas para hacer un llamado al consumo del aceite de coco versus los señores de la soja.

Una vez más, la salud y la verdad conceptos que van de la mano siempre, perdieron una batalla ante la polémica engañosa que estalló con gran potencia especialmente en la década de los 80, coincidiendo con un índice de muertes por enfermedades cardiovasculares, obesidad y diabetes nunca antes vista en la historia de la medicina moderna. Señalaremos como responsables y creadores del engaño mortal a la Asociación Americana de Soja (ASA) y la Compañía de Productos del Maíz (CPC International), actualmente llamada Ingredion. Estas compañías fueron líderes en desprestigiar el aceite de coco para reemplazarlo por aceites refinados tales como el de sésamo, soja, colza y maíz, por nombrar algunos.refinados tales como el de sésamo, colza y maíz, por nombrar algunos.

Estos aceites se encuentran presentes en el 85% por ciento de los alimentos industriales que encontramos en las estanterías de los supermercados, incluso nuestras mascotas no se salvan de ingerir en sus alimentos específicos trazas de aceites trans junto con otros múltiples venenos y restos de quién sabe qué origen animal.

¡Pero la luz siempre triunfa!

Corren nuevos tiempos para desdicha de grandes magnates. Vivimos en el siglo de la información, donde la salud y la verdad triunfan por sobre todas las cosas. Más que nunca la humanidad se ha polarizado en dos focos muy visibles: enfermedad = ignorancia, versus salud = conocimiento, y el aceite de coco es el abanderado de éste último. Cuando observamos las poblaciones nativas de las islas del Pacífico, Asia y zonas tropicales de América quienes con persistencia y perseverancia fueron capaces de continuar con sus ancestrales costumbres de uso y producción de aceite de coco, podemos apreciar con admiración que ostentan una calidad de vida envidiable en cuanto cuando a temas de salud se refiere. Y es que, el aceite de coco para ellos forma parte de prácticamente todos sus platos, medicinas contra enfermedades de múltiples orígenes, así como gran cantidad de rituales de belleza y rejuvenecimiento altamente envidiables que, muchos spas de prestigio han incorporado en sus protocolos.

Nos encontramos en un momento en el que los pueblos ancestrales abren sus canales de sabiduría y nos conceden el honor de descubrir fuentes vitales de salud y curación como nunca antes lo hubiésemos soñado.

Distintas plantas, misteriosas raíces y superalimentos que son capaces de nutrir hasta la última célula de nuestro organismo se alzan poderosos y sin cuestionamientos turbios, ante una industria alimenticia cada vez más cercana a lo que algunos podríamos imaginar como la fábrica más lucrativa de muertes lentas y dolorosas.

Y en la actualidad, todo es aceite de coco

Hoy día, el aceite de coco se encuentra presente en todo tipo de utilidades: como aceite de cocina, como bálsamo labial, como hidratante de piel y cabello, como sustituto de la mantequilla, en la repostería, como pasta dentífrica y una muy extensa lista más. Pero centrémonos, si hace poco más de una década nos estábamos quejando del aceite de coco por su alto contenido en grasas saturadas, ¿qué nos está pasando?, ¿somos presas de una nueva moda pasajera o es que el aceite de coco realmente es tan bueno para nuestra salud como dicen?

La respuesta según Tom Brenna, profesor de ciencias de la nutrición de la *Cornell University's College of Human Ecology*, es una combinación de ambas preguntas. En primer lugar, los aceites de coco que se pueden adquirir hoy en día, poco o nada tienen que ver con los aceites de coco hidrogenados que se empleaban en la industria alimentaria en los setenta y los ochenta. Una versión del aceite de coco que, además de grasas trans, contenía otros componentes potencialmente peligrosos para nuestra salud.

El actual aceite de coco presente en gran número de tiendas, comercios online, en consultas de especialistas en salud, etcétera, es un perfecto y muy saludable alimento que dista parecido alguno con el aceite de coco empleado por la industria alimentaria.

Cabalgando raudos y veloces hacia nuestro destino -la salud-, aprovechamos las palabras de Kristin Kiskpatric, MS, RD, LD, directora de los servicios de nutrición para el bienestar del Cleveland Clinic Wellness Institute al decir que: *«El aceite de coco tiene unas prometedoras propiedades, pero que se deben realizar más estudios antes de nombrarlo el superalimento del 2014».*

Sí, has leído bien, el gran superalimento hasta el día de hoy. Por nuestro lado, investigación, experimentación y resultados más que comprobados. Ahora, la decisión está en tus manos.

LA VERDAD OCULTA
DEL PROPAGANDISMO ANTIGRASAS
El alimento prohibido que siempre debes comer

Aunque las autoridades médicas convencionales siguen en su maquiavé-
lico empeño de afirmar que, el consumo de grasas saturadas es perjudi-
cial para nuestra salud siendo éstas las responsables entre otras, de las
enfermedades del corazón, alzhéimer, colesterol elevado, obesidad, etcétera, es necesario que, ahora, a medida que vayas leyendo las siguientes
líneas, comprendas que es más bien todo lo contrario.

Ha llevado más de 90 años, derrumbar uno de tantos engaños por
parte de la industria alimentaria. Nos referimos a la exitosa campaña de
marketing empleada por *Procter & Gamble* con su producto estrella
Crisco (la primera grasa trans comercializada).

Todo empezó hará algo más de 100 años, cuando un científico alemán
le escribió una carta a la compañía norteamericana *Procter & Gamble*
quien se dedicaba tanto a la fabricación, como a la venta de jabones y
velas. Procter & Gamble debido a la disminución de sus ventas de velas
como consecuencia de la electricidad, decidió comenzar la promoción de
esta grasa con base vegetal (hoy llamado aceite vegetal hidrogenado),
como «manteca saludable».

En ese preciso momento, el mundo occidental cambió radicalmente
la manera de cocinar los alimentos. La grasa de origen animal como la
manteca o la mantequilla para cocinar desapareció dando la bienvenida
a Crisco, una sustancia que parecía, sabía y olía como manteca, pero que
nada tenía que ver con esta.

Dr. Ancel Keys: ¿Héroe o villano?

Por si fuera poco, a esta implacable estrategia comercial se le sumó un
equívoco estudio realizado por el Dr. Ancel Keys en el año 1953. Keys,
publicó un artículo comparando el consumo de grasas saturadas y la mortalidad por enfermedades del corazón. Su teoría se basaba en un estudio
de seis países, en los que, el consumo de grasas saturadas estaba vincula-

do a las altas tasas por enfermedades cardíacas. Sin embargo, Keys convenientemente ignoró la información de los otros 16 países. ¿Por qué? Por no encajar con su teoría. Así de simple y así de claro.

Esta pseudociencia es la que encumbró a Ancel Keys como el padre de la hipótesis de los lípidos. Dos afirmaciones que por desgracia, son aceptados tanto por el sistema sanitario como por la gran mayoría de los médicos que incansablemente se apoyan en los anuncios de productos alimenticios que nos prometen salvar y alargar la vida:

- Las grasas saturadas elevan el colesterol.
- El colesterol elevado obstruye las arterias.

Está claro que estos dos principios son auténticas falacias sin fundamento alguno. Primero, si Keys hubiera escogido un conjunto de países diferentes, la información hubiera demostrado que incrementar el porcentaje de calorías de grasas saturadas disminuye el número de muertes por enfermedad cardíaca coronaria. Segundo, en el caso incluir toda la información con respecto a los 22 países en los cuales existía documentación disponible mientras llevaba a cabo el estudio, el resultado sería muy diferente: Las personas que consumen el porcentaje más alto de grasas saturadas tienen el menor riesgo de enfermedades cardíacas.sas saturadas tienen el menor riesgo de enfermedades cardiacas.Lo peor del caso, es que, mientras Keys acaparaba las portadas de revistas como Time Magazine, paralelamente a su poco transparente teoría, se llevaron a cabo una serie de estudios clínicos no observacionales, para comprobarla. Entre ellos destacaremos el estudio publicado en Gran Bretaña en 1965 por ser este el más ambicioso de todos. El objetivo, era analizar la incidencia de la grasa en tres grupos íntegramente compuestos por hombres que ya habían sufrido un infarto. El primer grupo, usó como base nutricional lípida el aceite de maíz, una grasa poliinsaturada. El segundo, usó el aceite de oliva, una grasa monoinsaturada. El tercero, utilizó grasa saturada de procedencia animal. Y, ¿cuál fue el resultado final del estudio? Para sorpresa de la gran mayoría, el 75% del tercer grupo, el que ingirió las grasas saturadas, alargó notoriamente su vida por sobre los otros dos grupos, siendo los del primer grupo, el de las grasas poliinsaturadas (aceite de maíz) el que peor esperanza de vida tuvo.

Echemos por la borda la teoría de Keys

Las insistentes recomendaciones por parte del sistema acerca de disminuir el consumo calórico con todo tipo de productos bajos en grasa, libres de grasa, light..., es totalmente surrealista. Todavía quieren hacernos creer que las grasas saturadas son malas y que las grasas insaturadas son las buenas. Hoy en día, toda la información existente que apoya el consumo de grasas saturadas como parte de una dieta saludable y un corazón sano, es irrefutable. En pocas palabras, derrumbemos la absurda teoría del Dr. Keys que no se sustenta de manera alguna.

Los estudios realizados sobre una serie de tribus indígenas alrededor del globo terráqueo, son la prueba viviente de que el cuerpo necesita una ingesta alta de grasas saturadas para un óptimo funcionamiento, dando lugar a una prácticamente inexistente mortalidad por enfermedades del corazón.

• Los Maasai en Kenia. Tanzania: su dieta principal está compuesta por carne, leche y sangre de ganado. Su porcentaje de grasas saturadas es del 66%.

• Los esquimales Inuit en el Ártico: ingieren carne de ballena y grasa, 75% de grasa saturada en la dieta.

• Tribu Rendille al noroeste de Kenia: leche de camello, carne y sangre, 63% de grasa saturada.

• Los Atolones Tokealu en Nueva Zelanda: su alimentación se basa en peces y cocos, 60% de grasa saturada.

Otro relevante estudio es el realizado por el Dr. William Castelli, ex director del Framingham Heart Study quien declaró: *«En Framingham, Massachusetts, mientras más grasas saturadas comían, y más calorías, menor era el colesterol dañino en las personas. Además pesaban menos y su actividad física era mayor».*

Lo que ocurre con la ingesta de grasas saturadas es todo lo contrario a la descabellada teoría de Keys. Además, para zanjar de una vez por todas la negligencia y el engaño al que hemos sido sometidos por largo tiempo, decir que, la leche materna, sin ir más lejos contiene el 54% de grasas saturadas. Estamos hablando del alimento más perfecto que exis-

21

te para el desarrollo de los bebés. Entonces, ¿tendríamos que considerar como un «error» por parte de la naturaleza la presencia de las altas cantidades de grasas saturadas en la leche materna? Por descontado que no.

Y he aquí la pregunta: ¿cómo una idea tan disparatada, sin corroboración alguna por parte de estudios clínicos (recordemos que la teoría de Keys se basó exclusivamente en estudios de observación), sigue todavía tan latente en nuestros días?

Los políticos siempre tienen la respuesta.

El informe McGovern

En la década de 1970, un grupo de políticos dirigidos por el senador George McGovern, creó un comité del senado de los Estados Unidos cuya finalidad era investigar la hambruna. Los resultados, la creación de la Pirámide Alimenticia de la USDA (Departamento de Agricultura de los Estados Unidos). Dicho en otras palabras, nuestra base nutricional moderna que con gran ahínco promueve:

• Reducir el consumo de grasas.
• Cambiar la ingesta de grasas saturadas a grasas vegetales.
• Reducir el colesterol al equivalente a un huevo al día como máximo.
• Comer más carbohidratos, especialmente los provenientes de granos.

No es de sorprender que se juntara el hambre con las ganas de comer y que, la experimentación por parte del comité McGovern para cambiar los planes nutricionales de todo un país, acabaría extendiéndose cual plaga a buena parte del mundo dando lugar a pandemias tales como la obesidad, enfermedades del corazón, diabetes, etcétera. Y todo ello, con un único propósito, el interés propio.

Han transcurrido 40 años desde que científicos como John Yudkin o Peter Cleave nos alertaron por primera vez de las consecuencias que tendríamos por dicho cambio nutricional si nos basábamos en los alimentos modernos como el azúcar y las harinas refinadas.

Una vez más, los políticos, expertos en ocultar la verdad en demetrio de nuestra salud, tienen la respuesta.

SOS: come grasa saturada, tu cuerpo lo agradecerá

Romper la ignorancia de la sociedad con respecto a la arraigada idea de que las grasas saturadas son perjudiciales no sólo para el corazón, sino en la salud en general, se ha vuelto tarea muy difícil. Sin embargo, cada vez hay más libros y estudios científicos que ponen en jaque tanto a la teoría del sr. Keys como a los medios de comunicación por no sustentarse de manera alguna.

La periodista Nina Teicholz con su libro *The Big Fat Surprise*, señala con exactitud todas las fallas en el estudio original de Angel Keys, señalando que las grasas saturadas han sido un alimento básico saludable durante miles de años. Además, ubica como la moda de los alimentos light, es decir bajos en grasa, ha propiciado el excesivo consumo de carbohidratos refinados, y éstos a su vez, han sido los responsables de la inflamación que está viviendo la humanidad.

Ahora ya conoces la verdad. No hay cabida para las excusas. La información forma parte de ti y tú de ella.

Las grasas saturadas de origen animal y de aceites vegetales tropicales como el aceite de coco, nos aportan innumerables beneficios a la salud. De hecho, su ingesta proporciona una gran fuente de energía concentrada en la alimentación reduciendo la sensación de apetito, es decir, sacian. Su inclusión en nuestra dieta diaria, es de vital importancia pues son necesarias para:

• Construir las membranas celulares y una amplia variedad de hormonas.
• Comunicación celular.
• Proteger y desintoxicar el hígado.
• Combustible y protección de tu corazón y cerebro.
• Ofrecer saciedad.
• Convertir los carotenos en vitamina A.
• Transportar importantes vitaminas solubles en grasa como la A, D, E y K.
• La asimilación del calcio en los huesos.
• Proteger el cuerpo y aislarlo de toxinas.
• Modular la regulación genética.

• Prevenir el cáncer.

• Lubricar y nutrir tu masa cerebral.

• Aumentar la fluidez en la superficie de intercambio en las células de los pulmones...

Festín de grasas..., por que, todas las grasas son iguales, ¿no?

Claramente existe una gran confusión al respecto. Hagamos hincapié en que, no todas las grasas son iguales. Existen muchas evidencias contradictorias con respecto al tema, incluso para los profesionales de la salud. Hay que diferenciar entre las que son de origen natural y las que son creación del ser humano. Es decir, que han sido manipuladas artificialmente mediante un proceso llamado hidrogenación. Dicho proceso, manipula el aceite vegetal y de semillas mediante la adición de átomos de hidrógeno (H2) mientras se va calentando. El resultado, producir un aceite más espeso, de larga duración y menos grasoso con una única finalidad. El lucro.

Estas grasas no saturadas, se convierten artificialmente en grasas saturadas, también conocidas como grasas trans. Las mismas grasas trans que por meros motivos económicos, siguen promocionando con tanto ímpetu como «saludables» y «beneficiosas» para la salud.

Generalmente podemos dividir las grasas en cuatro tipos:

• Saturadas (coco, aceite de coco orgánico, mantequilla orgánica de animales alimentados con pasto, yemas de huevos orgánicas, salmón salvaje, carne orgánica...).

• Monoinsaturadas (aceite de oliva, aguacate, almendras...).

• *Poliinsaturadas (3 y omega-6).

• Trans (productos industrializados como, cremas, salsas, margarina, galletas, barras de cereal, repostería, patatas fritas, pizzas...).

Aquí, es imprescindible abrir un paréntesis para especificar que dentro de las grasas poliinsaturadas se encuentran los ácidos grasos omega 3 y omega-6. Si bien es cierto que, la relación ideal entre las grasas omega 3 y omega-6 es de 1:1, hoy en día, las enfermedades de la civilización se caracterizan por un exceso de omega-6, siendo la proporción de 1:20. Por este motivo, resulta imprescindible alejarse de aceites como el de maíz, canola, soya, girasol, cártamo, de algodón, etcétera) e incrementar con urgencia la grasas omega 3, como el aceite de krill, pues la deficiencia de ésta, causa serios problemas de salud tanto a nivel físico como mental.

Grasas trans, un delicioso veneno

En cuanto a las grasas trans, sobran las palabras... ¡sálvese quien pueda! El único impacto que tienen en nuestra salud, es el de crear toxinas causando disfunción y caos en el organismo a nivel celular.

Se calcula que, por cada aumento de un dos por ciento en el consumo de grasas trans, el riesgo de padecer una enfermedad cardíaca aumenta en un 23 por ciento. Las grasas trans, todavía están presentes hoy día en gran variedad de alimentos procesados y comida rápida. Es más, añadiremos que todos los productos que dice 0% grasas trans son una trampa mortal. ¿Por qué? Por la sencilla razón de que todos ellos llevan un par de gramos de estas dañinas grasas. Es tanta la presión que ejerce la industria alimentaria a los gobiernos que, estos, les permiten poner en la etiqueta cero grasas trans aunque el producto esté compuesto básicamente por grasas trans. Por ejemplo, productos como la crema batida.

Por sorprendente que parezca, el hecho de que las grasas saturadas como el aceite de coco representen el mismo riesgo, nunca ha sido respaldado por la ciencia.

El ORIGEN DE LA FALSA LEYENDA
Parece, huele y sabe como el aceite de coco, pero...

Érase una vez, un grupo de científicos que investigaban los efectos que tenían los aceites en la salud de las personas. Para su experimento, decidieron trabajar con un grupo de ratas que padecían déficit de ácidos grasos esenciales omega-3 y omega-6. El producto escogido para realizar tal hazaña fue el aceite de coco. Lamentablemente para el organismo de los animalitos a ser estudiados, los ácidos grasos poliinsaturados presentes en el aceite de coco -aunque en pequeñas cantidades-, eran contraproducentes para su organismo, por ende, los científicos se vieron obligados a neutralizarlos añadiendo hidrógeno al aceite de coco natural. Es decir, que los científicos desarrollaron un aceite de coco hidrogenado. Al poco tiempo de realizar el estudio, las ratas empezaron a desarrollar colesterol alto y a contraer enfermedades coronarias. Hecho que, los medios de comunicación -por supuesto ignorando los detalles-, aprovecharon para difamar a los siete vientos, condenando así, a las grasas saturadas y específicamente al aceite de coco, como responsables de un sinfín de enfermedades. Nada más lejos de la realidad.

¡El aceite de coco virgen es seguramente el aceite más saludable que existe para tu corazón!

Recapitulemos un momento. Acabamos de decir, que los responsables del estudio manipularon el precioso aceite de coco natural, por la presencia «mal temida» de los ácidos grasos y habrían agregado el ingrediente «maligno», el hidrógeno. ¿Y qué sucede con la hidrogenación? Pues que los investigadores, ¡crearon las grasas trans! No sólo desarrollaron una gran carencia de ácidos grasos saludables, si no que estaban preparando el contexto ideal para la rápida y contundente propagación de las enfermedades coronarias que siguen acabando con la vida de cientos de miles de personas en el mundo.

Haciendo un alto en el camino, queremos advertir que hoy día, todos los productos que rebosan en los estantes de los supermercados indicando en sus envases la leyenda «0% grasas trans» son una trampa mortal. Todos ellos, esconden un gran porcentaje de estas grasas. Es tanta la presión que ejerce la multimillonaria industria alimentaria que, la gran mayoría de los gobiernos permiten tergiversar la información mintiendo descaradamente a los consumidores.

Y volviendo al tema que nos une, podemos afirmar que no se ha registrado ni un sólo caso de alergia o intolerancia alimentaria a este elixir de vida, el aceite de coco. En cambio, sí le atribuimos sorprendentes resultados, como bajas en los niveles de glucosa en sangre, reducción de colesterol dañino así como equilibrio de la grasa corporal, además de un largo etc., tal y como iremos abordando a lo largo del libro. Es más, deberíamos sustituir el aceite de oliva y otra gran variedad de aceites que se están utilizando a día de hoy para cocinar en todos los hogares y utilizar exclusivamente aceite de coco, ya que al aplicarle altas temperaturas ni se oxida ni se degrada. Rasgo que lo hace muy superior que al resto de los aceites, incluso a su mayor aliado, el aceite de oliva.

Es probable que muchas de las grandes mentiras que padecemos en el mundo nutricional hayan comenzado de esta misma forma. Un experimento que pretendía aclarar el panorama de un producto indispensable en el menú terminó convirtiéndose en una falsa leyenda y que, debido a las negligencias tanto de científicos como de medios de comunicación, dejó a una sociedad completamente expuesta al uso de los aceites hidrogenados por décadas. Preciado tiempo sin retorno, en el que hemos vivido cegados y envueltos por falsas e insostenibles teorías. El cómo grandes grupos de poder se hicieron aún más poderosos gracias a esta farsa, te lo explicamos de inmediato en el próximo capítulo. Pero antes haz una pausa..., y cierra los ojos. Imagina una isla llena de palmeras, una de las tantas existentes en el océano Pacífico. Siente y experimenta la brisa del mar que baña sus orillas. Visualiza a sus habitantes de piel sana, radiante, quienes viven alrededor de la producción de los cocoteros.

¿Sigues pensando que un fruto nacido en este paradisíaco paisaje es el «veneno» que quisieron hacernos creer?

ÁCIDOS GRASOS DE CADENA MEDIA
Aceite de coco: un aceite realmente especial

Queremos pensar que, la pregunta que asalta a la gran mayoría de las personas con respecto a ¿cómo puede ser que una grasa saturada tenga tantos beneficios para la salud?, ya esté más que respondida. Aun así, hagamos énfasis en ello.

La respuesta, se encuentra en la molécula de la grasa. Es su gran diferencia. Este detalle, es lo que hace tan especial a nuestro querido aliado (el aceite de coco) del resto de los aceites. Todas las grasas y aceites se componen de moléculas de grasa llamadas ácidos grasos. Los ácidos grasos que se encuentran en el aceite de coco se llaman ácidos grasos de cadena media (AGCM), también llamados triglicéridos de cadena media (TCM).

Todos los ácidos grasos que se encuentran en nuestra dieta están clasificados en tres categorías, que vienen determinadas en función de su tamaño y longitud de la cadena de carbono: ácidos grasos de cadena corta (AGCC), ácidos grasos de cadena media (AGCM) y ácidos grasos de cadena larga (AGCL).

Los AGCM del aceite de coco contienen de 6 a 12 carbonos como son: el ácido caproico (C6:0), el ácido caprílico (C8:0), ácido cáprico (C10:0) y ácido láurico (C12:0). Cabe remarcar que éste último, el ácido láurico, presenta propiedades intermedias entre los AGCM y los AGCL. Estos ácidos grasos, son superiores al 50% del total de los ácidos grasos que se encuentran en algunos aceites como el de palma y por descontado, el de nuestro protagonista: el aceite de coco, siendo éste, la fuente más rica de estos saludables AGCM.

La importancia que hay que darle a la longitud de la cadena de carbono es crucial ya que, nuestros cuerpos responden y metabolizan las diferentes grasas en función de su tamaño. Y, siguiendo en materia, pondremos en sobre aviso advirtiendo que, la gran mayoría de las grasas y aceites que consumimos a diario, tanto saturados como insaturados ya sean de plantas, semillas o animales, son ácidos grasos de cadena larga que producen consecuencias fisiológicas muy distintas a las del aceite de coco. Y es que, con aproximadamente 2/3 de ácidos grasos de cadena media (AGCM) en su composición, el aceite de coco, está considerado como una grasa no convencional y de propiedades fisioquímicas y metabólicas extremadamente diferentes a los AGCL como veremos más adelante.

Los AGCM han sido empleados como fuente de energía en nutrición clínica tanto oral como enteral, como así lo demuestran los numerosos estudios y resultados al respecto cuando la digestión, absorción, transporte o metabolismo de los AGCL está comprometida, en la alimentación parental, cuando se requiere una fuente rápida de energía o en estados catabólicos como el síndrome de inmunodeficiencia adquirida, cáncer y otros. También son utilizados en casos de insuficiencia pancreática, mala absorción de grasas, deficiencia en el transporte linfático de quilomicrones e hiperquilomicronemia severa. Además, son de utilidad como componentes dietéticos en el tratamiento de la epilepsia infantil. Y por si esto fuera poco, se ha demostrado que los ácidos grasos que componen la leche materna, pueden ser hidrolizados más eficientemente por el recién nacido si contienen AGCM. Es por ello, que se han obtenido diversas fórmulas lácteas adicionando AGCM entre ellas, las formulaciones para prematuros.

La FDA (Agencia de Administración de Alimentos y Drogas de Estados Unidos) en 1994, catalogó los productos alimenticios que contienen AGCM como sustancias generalmente reconocidas como seguras (GRAS).

Si bien es cierto que la FDA, es una agencia con intereses propios y muy bien definidos, merecía dar cabida a su catalogación (GRAS).

AGCM vs ÁGCL

A continuación, algunos de los motivos por los que los ácidos grasos de cadena larga, no son tan saludables como supuestamente nos siguen haciendo creer:

• Los AGCL que se encuentran en los aceites vegetales o de algunas de las semillas más comunes, son difíciles de digerir por el organismo ya que deben ser envasados con lipoproteínas o transportadores de proteínas, además de requerir enzimas especiales para digerirlos correctamente.

• Los AGCL, desgastan y fuerzan mucho más el páncreas, hígado y sistema digestivo.

• Los AGCL, se almacenan en su mayoría como grasa en el organismo (por ello, la gran mayoría de las personas cree en el mito de que las grasas hacen engordar automáticamente).

• Los AGCL, son propicios a almacenarse en las arterias en forma de lípidos como el colesterol.

Beneficios de los AGCM del aceite de coco

Muy por el contrario, exponemos las maravillosas propiedades de los AGCM presentes en el aceite de coco que, por descontado, benefician en sobremanera la salud. Estas son algunas de las razones:

• Al ser más pequeños, penetran en las membranas celulares fácilmente y no requieren de enzimas especiales para ser utilizados con eficacia por el organismo.

• Son fáciles de digerir, por tanto, permiten descansar el sistema digestivo.

• Se envían directamente al hígado donde rápidamente, se convierten en energía sin ser almacenados como grasa.

• Estimulan el metabolismo del cuerpo haciéndolo bajar de peso.

El aceite de coco, como ya hemos podido comprobar está repleto de ácidos grasos de cadena media, pero también contiene otros ácidos grasos que no sólo son realmente beneficiosos para nuestra salud, sino que también, son indispensables. Nos estamos refiriendo a cierto grupo de ácidos grasos esenciales, que nuestro organismo es incapaz de sintetizar y por ende, deben incluirse en nuestra alimentación si es que queremos gozar de buena salud. Uno de estos ácidos grasos esenciales a los que hacemos referencia, es el ácido linoléico. Una grasa poliinsaturada omega 3, presente en el aceite de coco entre el 1,2 y 1,5 % de su composición. El otro ácido graso esencial al que nos referimos, es el ácido oleico. Una grasa monoinsaturada omega 9 presente hasta en un 6% en el aceite de coco

El ácido oleico también está presente en altas concentraciones en el aceite de oliva, de ahí, su bien merecida reputación, en cuanto a la prevención de enfermedades coronarias.

Muy probablemente, tu mente se esté inquietando intentando descifrar si el aceite de coco es, o no es una grasa saturada. Y la verdad sea dicha es que sí lo es, sin embargo, la mayoría de los aceites vegetales, inclusive el de coco, están compuestos de los tres tipos de grasas: saturadas, monoinsaturadas y poliinsaturadas. Lo que pasa es que se encuentran en muy distintas proporciones. Ahí reside la clave.

El motivo de lo aquí expuesto, es para que tomes conciencia de por qué hoy, todavía la gran mayoría de las personas se mantienen en la ignorancia alabando al aceite de oliva por sobre el aceite de coco. La creencia bajo dicha perspectiva de que el aceite de coco tiene demasiadas grasas saturadas, carece de sentido, ya que en realidad, el aceite de oliva, también contiene más de un 16% de ácidos grasos saturados, es decir, algunas de las mismas grasas presentes en el aceite de coco.

Conclusión

Es poco el tiempo que llevamos valorando lo que realmente son capaces de hacer las grasas del aceite de coco y en especial, sus AGCM. Fuera de las comunidades de investigación independientes, -es decir, las no subvencionadas por gobiernos, grandes corporaciones e industrias varias-, las grasas saturadas y en especial la de los aceites tropicales como ya hemos podido comprobar, fueron duramente enjuiciadas y en consecuencia, la sociedad cayó presa ignorando una gran verdad. Verdad, que resuena cada vez más y da pruebas irrefutables de ello, consolidando que los AGCM del aceite de coco constituyen una extraordinaria alternativa dietética para hacer frente a todo tipo de trastornos y dolencias que azotan a la sociedad así como su prevención.

De nuevo nuestro héroe, el aceite de coco, deja más que comprobada su eficaz labor en pos de nuestra salud radiante.

EL ACEITE DE COCO AL DESNUDO
Un momento, un momento, pero ¿qué es realmente?

En términos básicos, el aceite de coco es un aceite vegetal. Una sustancia grasa de color blanco en su estado sólido y transparente con una cierta tonalidad amarilla en su estado líquido, cuyas propiedades son inalterables al pasar de un estado al otro. De sabor y aroma delicioso, contiene cerca del 90% de grasas saturadas, extraídas éstas, mediante el prensado en frío de la carne blanca (endoespermo) del Cocos nucifera, comúnmente llamado, coco.

En la actualidad, existe un gran abanico de opciones a la hora de comprar aceite de coco. Dependiendo de lo que se quiera realizar con él se optará por una versión u otra, ya que no todos los aceites de coco se producen de la misma manera.

Con la única finalidad de tomar una decisión inteligente y escoger el mejor producto con respecto las necesidades que se tengan, es primordial entender qué variedades son las que se pueden encontrar en el mercado y en qué se diferencian.

Antes de proseguir, merece la pena realizar la siguiente aclaración: el aceite de coco, poco o nada tiene que ver con el aceite de palma. Por ello, no hay que confundirlos. Aunque los dos provienen del mismo fruto, el coco, su extracción se realiza de distintas partes y sus propiedades por descontado que son bien diferentes. Como ya mencionamos, el aceite de coco se extrae del endospermo, mientras que el aceite de palma, se extrae de la capa fibrosa no comestible que se encuentra inmediatamente después de la piel del fruto (mesocarpo).

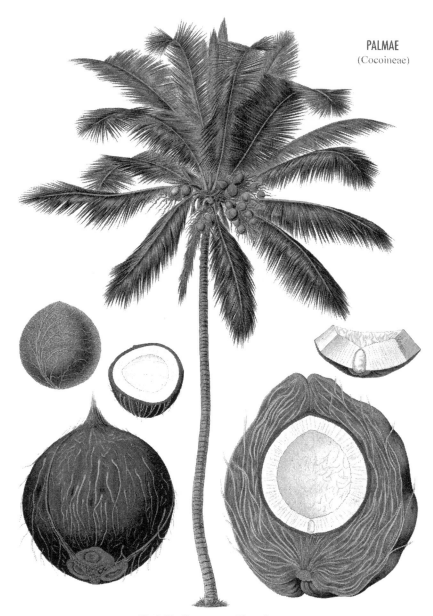

PALMAE
(Cocoineae)

Taf. II. Cocos nucifera L.

ENDOCARPO
Parte dura del coco

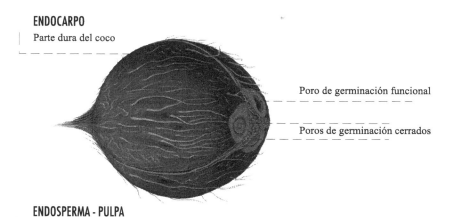

Poro de germinación funcional

Poros de germinación cerrados

ENDOSPERMA - PULPA
Parte comestible. Reserva alimentaria que utiliza la plántula durante sus inicios

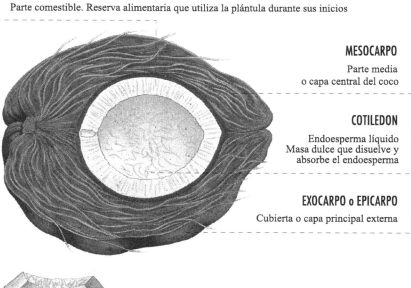

MESOCARPO
Parte media
o capa central del coco

COTILEDON
Endoesperma líquido
Masa dulce que disuelve y
absorbe el endoesperma

EXOCARPO o EPICARPO
Cubierta o capa principal externa

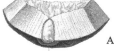

EMBRION
Alojado con el endesperma celular dentro del poro de germinación

PERICARPO
Constituida por exocarpo, mesocarpo y endocarpo. Constituye la parte no comestible del coco

Composición

Calorías	862 Kcal
Agua	0 g
Proteinas	0 g
Hidratos de Carbono	0 g
Grasas	100 g
De las cuales	
Saturadas	86,5 g
Ácido láurico	44,6 g
Ácido mirístico	16,8 g
Ácido palmítico	8,2 g
Ácido caprílico	7,5 g
Ácido cáprico	6 g
Ácido esteárico	2,8 g
Ácido caproico	0,6 g
Monoinsaturadas	5,8 g
Ácido oleico	5,8 g
Poliinsaturadas	1,8 g
Ácido linoleico	1,8 g
Hierro	0,04 mg
Vitamina E	0,09 mg
Vitamina K	0,5 µg

Métodos de extracción

Realicemos un breve viaje en el tiempo y en el espacio para remontarnos al año 2000 aC en la India. Y es que según las investigaciones realizadas por el Dr. KT Achaya, un experto de renombre mundial en alimentación e historia de la nutrición es ahí, donde se encontraron los primeros vestigios de la civilización Harappa, los cuales hacían referencia al cultivo y la extracción de aceite de coco como producto alimenticio. Si bien es cierto que, no hay ninguna descripción de las técnicas utilizadas para extraer el aceite de coco en dicha época, existe una clara evidencia allá por el 1500 a.C., de que un mortero gigante y una mano de mortero conocida como ghani ya estaban en uso.

Hoy en día, la extracción del aceite de coco en gran medida se realiza con la ayuda de maquinaria moderna, aunque también puede ser hecha con métodos tradicionales. Presión, calor, movimiento incluso ondas de choque son algunos de los sistemas que emplean para separar el aceite de coco de la pulpa blanca. Según el proceso que se utilice, se obtendrá un aceite totalmente puro y por ende, es posible que su precio en el mercado sea superior, o bien, se requiera de procesos adicionales de refinamiento dando lugar a un aceite impuro no compatible con el ser humano.

Estos, son algunos de los métodos de extracción más extendidos:

• **Fusión húmeda**: el aceite de coco se extrae en presencia de grandes cantidades de agua. En primer lugar se separa la pulpa de la cáscara del coco. Acto seguido, la pulpa se hierve en agua por largo tiempo. Una vez está cocida y blanda, el aceite se desprende y se separa del agua quedando en la superficie para finalmente ser recolectado.

• **Fusión seca**: se raspa la carne seca de la cáscara del coco y luego se seca mediante hornos, calderas abiertas y cerradas, aplicando llama, etcétera, o incluso la luz del sol haciendo que el aceite se separe de manera lenta de la papilla fibrosa. Este proceso, desde el inicio es de baja calidad por utilizar «copra», carne de coco no fresca que de por sí, no es comestible, por ende, requiere mayor procesado. Además, dicho sistema, es propenso a que el aceite quede con contaminantes y en consecuencia, se le aplique un proceso de refinamiento para eliminar las impurezas.

• **Prensado**: se prensa el coco mediante una fuerza constante y contundente por medio de un pistón pesado y un tubo de metal que es el encargado de filtrar el aceite de coco. Una vez que la pulpa se almacena en el tubo de metal, un gato hidráulico es accionado para que la prensa aplaste la pulpa y el aceite sea exprimido y recolectado desde el tubo. Este tipo de proceso, preserva la pureza del aceite de coco en estado crudo.

• **Centrífuga mecánica**: la centrífuga mecánica está considerada como una de las formas más efectivas y puras para la extracción del aceite de coco virgen. El proceso implica que la pulpa de coco sea vaciada en la máquina, la cual pica la pulpa en trozos pequeños para así ser colocados en una prensa a rosca extrayendo la leche de la pulpa. Posteriormente, el coco remanente se coloca en una centrífuga mecánica de alta velocidad que hace que el aceite sea separado y recolectado. Mediante este sistema el aceite de coco mantiene el olor y su contundente sabor.

• **Extracción ghani**: la extracción ghani como referenciamos, es el método tradicional en el que se emplea un sistema de mortero gigante para triturar la pulpa del coco. Hoy, aunque este tipo de extracción haya sido mecanizado, se siguen utilizando las prensas tradicionales accionadas por burros o caballos. Dicho proceso, da como resultado un aceite de coco de buena calidad, sin embargo, el trabajo es mayor y la recolecta del aceite de coco es bastante menor que con los métodos anteriormente mencionados.

• **Método expulsor**: se introduce el coco caliente en un barril mecanizado donde por medio de una varilla giratoria de metal será triturado obteniendo así, una pulpa de coco pulverizada pastel de coco. Este método rompe los componentes de la pulpa preparándola para la extracción del aceite. El último paso consiste en utilizar un solvente químico, hexano, para separar el aceite del pastel de coco para a posterior refinarlo y obtener el extracto de aceite limpio.

Virgen, extra virgen, refinado, líquido, orgánico... ¿?

Resulta imperante familiarizarse con los dos tipos de aceite de coco que principalmente se encuentran en el mercado, y así conocer realmente cuáles son los verdaderos propósitos que se les ha querido dar. Por un lado, tenemos el proveniente de la agricultura responsable, que se produce con una mínima refinación a partir de cocos frescos y exentos de producto químico alguno, tanto en la plantación de cocoteros como en su extracción. Y por otro, está el de la agricultura convencional producido a nivel industrial. Éste último, es el que en su gran mayoría acabará convirtiéndose en el conocido aceite de coco refinado.

Entendamos que, todo el aceite de coco que se puede adquirir en el mercado está procesado en mayor o menor cantidad. Sí, has leído bien, hemos dicho todo. Todos los aceites de coco se extraen del coco, por lo tanto, técnicamente hablando, el único aceite de coco verdadero sin refinar es el que se obtiene al comer carne fresca de un coco recién cogido, por ser ésta, contenedora de dicho aceite.

El término «virgen» que hace referencia a algunos aceites de coco se utiliza para catalogar a los aceites menos refinados. Todos aquellos aceites que son producidos a partir de carne fresca de coco y no con copra, están dentro de la categoría de «virgen». Terminología similar a la utilizada por el resto de los aceites comestibles, por ejemplo, el de oliva. ¿Y qué ocurre con la denominación «extra virgen»?, ¿qué diferencia hay? En principio, ninguna por tratarse de una estrategia comercial, es un término utilizado en marketing para atraer y ganar la confianza del consumidor. Ambas denominaciones, son armas de doble filo muy bien empleadas por la industria del aceite de coco. Todavía no existe una entidad reguladora que certifique, verifique o determine que realmente dichos aceites estén dentro de alguna de las dos categorías, por lo que cualquier empresa puede hacer uso de ellos en el etiquetado del aceite de coco.

Otro producto que ha aparecido en el mercado desde hace escasos años es el «aceite de coco líquido». Pero, ¿realmente es aceite de coco? La verdad, es que no. Este nuevo aceite para cocinar, al que tanto elogia la industria por permanecer líquido incluso en el refrigerador, no es más que una combinación de ácido cáprico y caprílico resultante de los desechos de extracción del ácido láurico del genuino y original aceite de coco. Dicho en otras palabras, hacemos un llamado a la prudencia por parte de los compradores de esta sustancia por encontrarnos frente a un subproducto nuevo, desconocido y de calidad muy inferior con respecto al aceite de coco. La falta de ética, transparencia y moral por parte de la industria que comercializa dicho producto se hace presente al sumarse sin escrúpulos al gran apogeo del aceite de coco, vendiendo algo como «aceite de coco líquido», cuando en realidad, no lo es.

Aceite de coco refinado

Como su nombre indica, es un aceite de coco que ha sido sometido a un proceso de refinamiento. En los países productores de coco, estos aceites son referenciados como RBD (refinado, blanqueado, desodorizado). El blanqueado al que son sometidos generalmente no es un proceso químico, sino más bien un proceso de filtrado para eliminar impurezas a partir de una arcilla blanqueadora. El desodorizado, se realiza a partir del vapor ya que, la materia prima inicial de este tipo de aceites es la copra. El resultado final, es un aceite de coco de sabor suave con poco o ningún olor.

La idea de que estos aceites son poco saludables e incluso dañinos, es bastante errónea con alguna excepción que detallaremos a continuación. Los aceites de coco RBD, llevan en el mercado muchos años y son los aceites primarios consumidos por miles de millones de personas en los climas tropicales de todo el mundo. El proceso de refinamiento que se les ha aplicado, no altera en nada el perfil de los ácidos grasos del aceite de coco. Los TCM se mantienen intactos. Sin embargo, es verdad que en algunos casos, el proceso de refinación despoja algunos de sus nutrientes, pero ello no significa que este tipo de aceite de coco refinado sea nocivo.

Ahora bien, dentro de los aceites refinados RBD, los hay que han sido sometidos a altas temperaturas, presión, disolventes industriales, agentes blanqueadores y en ocasiones, inclusive hidrogenados. Es decir, que pueden contener grasas trans. Con estos sí hay que tener especial cuidado.

Los aceites de coco RBD con dichas características son catalogados dentro de una clase muy inferior. De partida, queremos dejar bien claro que son aceites impuros, no limpios, sin nutrientes, dañinos y por tanto, no aptos para el consumo humano.

Cuando en la etiqueta del producto sólo aparece el término «aceite de coco», es muy probable que sea un aceite de coco RBD. Entonces, ¿cómo diferenciarlos? He aquí la cuestión. El problema actual, reside en que gracias al aumento de la popularidad del aceite de coco, algunas empresas manufactureras estadounidenses han empezado a producir y distribuir un aceite de coco no comestible, como comestible. Por descontado que hay que huir de estos aceites producidos a gran escala, mucho más baratos y que remarcamos, han sido sometidos a todo tipo de sustancias químicas industriales y que bajo nuestra opinión, ni tan siquiera sirven en la cosmética.

En Ayurveda (la ciencia de la vida), existe una premisa y a su vez una norma básica y es que: «*Si no te lo puedes comer, no lo apliques ni tan siquiera sobre tu piel*».

Calidad por sobre todo

Debido a todo lo que hemos expuesto, consideramos que hoy en día, la certificación orgánica desempeña un papel crucial a la hora de definir y escoger un buen aceite de coco. Sin embargo, esta certificación es lenta y costosa por lo que el producto, también tendrá un precio bastante superior. Nuestra recomendación antes de adquirir cualquier aceite de coco, es informarse y realizar una pequeña investigación al respecto. Limitarse únicamente a los aceites de coco orgánicos que hay en el mercado, es desperdiciar la oportunidad tanto de saborear como nutrirse de algunos aceites de coco que superan con creces a los de certificación orgánica. Así lo demuestran los estudios publicados en el *Sunday Times* de Sri Lanka en el 2011, llevados a cabo por el profesor Kapila Seneviratne de la Universidad de Kelaniya. Y es que, el proceso de fermentación mediante la fusión húmeda que emplean los lugareños de climas tropicales en sus cocinas y que se viene utilizando por cientos de años para extraer el aceite de coco de la carne fresca de coco, resulta ser el de mayor calidad. Calidad que viene dada, entre otras cosas, por la concentración de polifenoles que presenta.

El aceite de coco al que hacemos oda mediante la presente obra y referenciamos en todo momento, es el que proviene de cocos frescos de la agricultura sustentable y responsable con el medio ambiente, ya sea que lleve el sello de certificación orgánica o no. Cocos, exentos de todo tipo de fertilizantes dañinos así como pesticidas que, máximo 48 horas después de haber sido cortados se les ha extraído el aceite. Un aceite puro, limpio y estable hecho de palmas de coco tradicionales, sin conservantes, aditivos, disolventes, blanqueadores químicos u otro tipo de sustancias perjudiciales para la salud.

EL MISTERIO DEL ACEITE DE COCO
Ácido láurico: el ingrediente milagroso

El ácido láurico, llamado también ácido dodecanóico, es un ácido graso saturado de color blanco con un ligero olor a aceite de laurel o jabón, que está presente entre el 48-50% del total de las grasas que se encuentran en el aceite de coco. Cuando el ácido láurico es digerido enzimáticamente por nuestro organismo, se transforma en un monoglicérido llamado monolaurina, sustancia ampliamente conocida por sus propiedades antibacteriales y antivíricas que combate la enfermedad destruyendo la capa protectora de los microorganismos nocivos cubiertos de lípidos conduciéndolos hasta la muerte.

El ácido láurico es una grasa altamente preciada y muy difícil de encontrar. Si bien es cierto que, por ejemplo está presente en la leche de vaca en un 2,9% y en la de cabra en un 3,1%, la única fuente conocida a día de hoy en la naturaleza que supera la concentración de ácido láurico del aceite de coco, es la leche materna humana. El ácido láurico, resulta clave tanto para el crecimiento como el desarrollo del bebé por proteger los intestinos de bacterias nocivas, protozoos, virus e incluso de infecciones ocasionadas por hongos hasta que el organismo del bebé, es capaz de valerse por sí mismo.

Si eres consciente de que nuestro organismo emplea el ácido láurico para su buen funcionamiento, mantenimiento y crecimiento, entonces comprenderás que no sea de extrañar que nuestro sistema inmune esté altamente debilitado. Está claro que los factores son múltiples, sin embargo, es uno de los motivos por los que en nuestra sociedad, contraer resfriados, gripes, herpes, ampollas febriles, úlcera de estómago, cáncer, VIH y un sin fin de otras enfermedades como la gran plaga de Candida albicans que está aconteciendo, resulte de gran facilidad. La razón es bien simple, nuestro organismo está funcionando sin la ayuda de su gran y especial aliada, la grasa saturada del ácido láurico, presente en altas cantidades en el aceite de coco.

Continuemos, el espectáculo recién acaba de comenzar. Resulta vital prestar especial atención al presente punto. Y es que, si la leche materna como hemos podido comprobar, es el alimento más perfecto del mundo que existe para el desarrollo de los bebés, y ésta, tiene altas concentraciones de grasas saturadas (aprox. 54%) y en especial, de nuestro ingrediente estrella, el ácido láurico, ¿no te parece un tanto ridícula la lucha que hay en contra de las grasas saturadas?

Ésta y otras irrefutables pruebas que iremos plasmando a lo largo de la presente obra, son más que contundentes para descartar de manera precisa, la absurda idea de que las grasas saturadas y por sobre todas, la del aceite de coco, sean un «error» de la naturaleza.

La idea de que las grasas saturadas obstruyen las arterias, elevan el colesterol y provocan infartos es del todo errónea. Nuestro cuerpo sin ir más lejos fabrica ácidos grasos saturados todo el tiempo para poder cumplir una serie de importantes funciones biológicas, y su deficiencia, conlleva graves consecuencias. Es más, las grasas de cadena media del aceite de coco son tan nutritivas y eficaces entre otras cosas gracias a su gran concentración de ácido láurico que, forman parte de los componentes en las fórmulas de leche para bebés, socorren y alimentan en los hospitales a personas que padecen enfermedades críticas y degenerativas, en problemas digestivos mediante sonda, incluso se utiliza para desintoxicar cuerpos altamente enfermos a causa de altas concentraciones de metales pesados como el aluminio, y de otras muchas toxinas como por ejemplo el etanol, N-nitrosometilurea, Azoximetano, Diamethylbenzanthracene, Dimetilhidrazina, MSG, la Tetraciclina, Dimethynitrosamine, Methylmethanesulfonate, Benzopireno, Azaserina, la Endotoxina estafilococos/exotoxinas, la E.coli endotoxina, la aflatoxina, la Endotoxina estreptococos/exotoxinas..., y por si fuera poco, también es un poderoso exterminador de parásitos, entre ellos: Giardia, protozoos ciliados, Candida albicans, Jock Itch, Thrush, etcétera.

Démosle entonces, la bienvenida y el respeto que se merece a este maravilloso «error» de la naturaleza: el aceite de coco. Un alimento único, perfecto y de gran seguridad para nuestro ser.

Virus y bacterias recubiertos de lípidos

Tabla 1a	Virus Recubiertos de Lípidos
TIPO	**DESCRIPCIÓN**
Virus	Virus de inmunodeficiencia humana VIH - 1 o VIH+
Virus	Virus del sarampión
Virus	Virus del herpes simple -1 (VHS -1)
Virus	Virus del herpes simple -2 (VHS -2)
Virus	Herpes viridae (todos)
Virus	Virus de leucemias humanas (tipo 1)
Virus	Virus de la estomatitis vesicular (VEV)
Virus	Virus Visna
Virus	Cytomemegalovirus
Virus	Virus de Epstein-Barr
Virus	Virus de la influenza
Virus	Virus de la gripe
Virus	Virus linfotrópico humano (Tipo 1)
Virus	Virus de la hepatitis C
Virus	Virus Coxsackie B4
Virus	Pneumonovirus
Virus	Virus del sarcoma
Virus	Virus sincitial
Virus	Virus de la Rubeola
Virus	SARS coronavirus

Tabla 1b	Bacterias Recubiertas de Lípidos
TIPO	**DESCRIPCIÓN**
Bacteria	Listeria monocytogenes
Bacteria	Helicobacter pylori (gram negativo)
Bacteria	Influenza haemophilus (gram negativo)
Bacteria	Staphylococcus aureus
Bacteria	Staphylococcus epidermidis
Bacteria	Streptococcu agalactiae
Bacteria	Escherichia coli
Bacteria	Pseudomonas aeruginosa
Bacteria	Aeruginosa Acinetobacter
Bacteria	Acinetobacter baumannii
Bacteria	Neisseria
Bacteria	Tracchomatis Chlamydia
Bacteria	Grupos A, B, F y G de estreptococos
Bacteria	Organismos gram positivos
Bacteria	Organismos Gram negativos pretratados con quelante

ACEITE DE COCO Y NUTRACÉUTICOS
El aceite del árbol de la vida como nutracéutico

La palabra nutracéutico se creó para definir un suplemento natural, estandarizado no tóxico y dietético diseñado para optimizar la salud a través de una mejor nutrición. La diferencia entre un nutracéutico y un suplemento natural dietético es que los beneficios de los nutracéuticos son comprobados y justificados con hechos científicos que avalan sus propiedades frente a enfermedades como el cáncer, dolencias del corazón, osteoporosis, etcétera. En definitiva, consideraríamos como nutracéutico cualquier ingrediente alimenticio o alimento que haya sido evaluado en su rol de proporcionar beneficios médicos o de salud, ya sea en la prevención o tratamiento de la enfermedad y que a su vez, mejora el estado nutricional.

En tiempos pasados, el aceite de coco fue fundamental y de gran importancia dentro de los medicamentos tradicionales, es decir: hierbas, ciertas partes de árboles, etcétera. Brebajes así como ungüentos a base de aceite de coco se aplicaban directamente sobre heridas y áreas inflamadas para obtener una rápida y efectiva recuperación. Este tipo de procedimientos siguen vigentes hasta nuestros días en Filipinas, gran parte de los países de Asia, las islas del Pacífico y en ciertas zonas de África. Estas poblaciones están convencidas de que el aceite de coco tiene un poder divino en cuanto a sanación se refiere.

El aceite de coco, perfectamente podría estar clasificado como producto nutracéutico, todo es una cuestión de intereses por parte de las autoridades que basan sus leyes en normativas arcaicas y obsoletas que bloquean importantes avances en la denominación de nutracéuticos. ¿Y por qué realizamos tal afirmación? Darle cabida a los nutracéuticos como corresponde, es darle la bienvenida a la vida, al bienestar. Por descontado que ello es una propuesta poco interesante ya que implicaría un majestuoso recorte en el gran negocio que gira en torno a la industria de la enfermedad.

Como venimos demostrando a lo largo de la presente obra, el aceite de coco tiene la más que comprobada y verificada capacidad de hacer frente a todo tipo de virus, bacterias y parásitos de manera eficaz y contundente. Además, es un excelente aliado para las personas que sufren de enfermedades crónicas así como para las entregas de transdérmicos. Incluso ya en 1990 varios hospitales y laboratorios, exploraban otros múltiples usos del aceite de coco en combinación con otras sustancias para que proporcionara una recuperación mucho más rápida a los pacientes desnutridos, como así dejaron constancia de ello el profesor Kabara de la *Michigan State University* junto con la *Philippine Coconut Research and Development Foundation* (PCRDF) mediante sus ensayos clínicos sobre el uso del aceite de coco en pacientes con VIH, constatando que la calidad de vida de estos, mejoraba notablemente.

En la actualidad, son centenas, por no decir miles las clínicas en todo el mundo que estudian e investigan el uso de la monolaurina en todo tipo de enfermedades virales.

Estos ejemplos, indican de manera simple y firme que los ácidos grasos de cadena media del aceite de coco, no son tóxicos sino que además, están contemplados para las nuevas generaciones de nutracéuticos del presente milenio decretando, que son los lípidos perfectos para una salud perfecta.

Para concluir el presente capítulo y teniendo en cuenta toda la mala prensa sin fundamento que los EE.UU acometió contra el aceite de coco, nosotros mismos, al igual que cientos de miles de personas a lo largo de todo el mundo compartimos nuestra firme creencia de que el aceite de coco es altamente sanador. Y por ello, expresamos nuestro más inmenso agradecimiento al árbol de la vida y por descontado a su fruto, el coco.

UN SUPER ALIMENTO
AL SERVICIO DE LA HUMANIDAD
Beneficios del aceite de coco

Es maravilloso vivir en una época de gran abundancia informativa. Por fin, y lo decimos con total seguridad, estamos redescubriendo el poder que encierra incluir ciertos alimentos en nuestro día a día, o mejor dicho, ciertos superalimentos. Al mencionar la palabra superalimento, nos referimos a un alimento que tiene la capacidad de aumentar la fuerza vital, la energía del cuerpo, estimular el sistema inmunológico, producir serotonina, mejorar la sexualidad, alcalinizar el cuerpo, nutrir el cerebro, los huesos, los músculos, la piel, cabello, uñas, corazón, pulmones, hígado, riñones, sistema reproductivo, páncreas, desintoxicantes, etcétera. Siendo más precisos, definiremos un superalimento a aquél que tiene más de una docena de propiedades totalmente únicas sobresaliendo de lo que podríamos catalogar, como un alimento convencional y que a su vez, tampoco podríamos definirlo como un medicamento. Es decir, un superalimento es aquél que posee una mayor concentración tanto en sus propiedades alimenticias como medicinales. Y aquí, es donde paradójicamente y gracias al renacer de nuestro querido protagonista ancestral (el aceite de coco), nos atrevemos a bautizarlo como el superalimento del S. XXI.

A continuación, sus más que sobresalientes beneficios:

• Mejora y ayuda tanto la digestión como la absorción de nutrientes como los minerales, vitaminas liposolubles y aminoácidos.
• Proporciona energía rápida sin necesidad de almacenarse como grasa corporal.
• Promueve la pérdida de exceso de peso mediante el aumento de la tasa metabólica.
• Es más bajo en calorías que cualquier otra grasa.
• Contiene menos calorías que cualquier otra fuente de grasa.
• Promueve una función cerebral saludable.
• Mejora la secreción de insulina, nivela el azúcar en sangre y disminuye la hipoglucemia.

• Alivia el estrés glandular, en especial del páncreas.

• Ayudan a regular y apoyar la producción saludable de hormonas.

• Se absorbe y utiliza fácilmente en personas que tienen problemas para digerir grasas o que tienen problemas en la vesícula biliar.

• Ayuda al cuerpo a utilizar los ácidos grasos esenciales (omega-3, omega-6) y otros ácidos grasos y fosfolípidos como por ejemplo, colina, lecitina, etcétera de manera más eficiente.

• Mejora la absorción de calcio y magnesio.

• Soporta, ayuda y promueve la correcta función tiroidea.

• Fortalece el sistema inmunológico ayudándolo a protegerse de enfermedades causadas por bacterias, virus, hongos y parásitos.

• Reduce y previene el riesgo de la aterosclerosis y enfermedades relacionadas.

• Reduce y previene el riesgo de cáncer y otras condiciones degenerativas.

• Previene (incluyendo levaduras), las infecciones bacterianas, virales, micóticas y ayuda al cuerpo a combatir los virus que causan la gripe, el herpes y el SIDA.

• Previene la osteoporosis.

• Es saludable para el corazón así como todos los órganos sin aumentar el colesterol ni la adherencia a las plaquetas.

• Fomenta el colesterol beneficioso para el organismo (HDL).

• Es totalmente estable a las altas temperaturas sin crear radicales libres y además es de larga duración.

• Protege el cuerpo contra el envejecimiento y las enfermedades degenerativas fomentadas por los radicales libres.

• Previene contra el envejecimiento prematuro y arrugas en la piel manteniendo piel y cabellos sanos.

• Reduce la necesidad de ácidos grasos esenciales.

• Es completamente no tóxicos para los seres humanos.

• Suministra nutrientes importantes necesarios para la buena salud.

• Ayuda a proteger contra el cáncer de piel y otras imperfecciones.

La ciencia nos avala

A pesar de que la humanidad ha subsistido por milenios sin conocer otra ciencia en el más amplio sentido de la palabra que la de la vida misma, hoy, podemos comprobar como cada vez son más las grandes eminencias que aclaman, defienden y corroboran las majestuosas virtudes del aceite de coco que nuestros antepasados ya conocían, y que nosotros, venimos pregonando por largo tiempo.

El famoso neurólogo y nutricionista David Perimutter, la doctora bioquímica Beverly Teter de la Universidad de Maryland, el famosísimo doctor Oz, el Dr. Dwight Lundel, el autor investigador y científico Gary Taubes, el cardiólogo Gary Anderson, la Dra. Mary Newsport, el Dr. Bruce Fife y como no, el prestigioso médico norteamericano Dr. Mercola entre otros, son fieles defensores incondicionales del consumo de grasas saturadas y en especial, la del aceite de coco.

Diez beneficios científicamente probados de consumir Aceite de Coco:

• Los ácidos grasos del aceite de coco, poseen propiedades medicinales muy potentes con efectos terapéuticos comprobados en enfermedades de muy distinta índole.

• Las poblaciones que basan su dieta en el aceite de coco, están dentro de las más saludables del planeta.

• El aceite de coco, incrementa el metabolismo acelerando la pérdida de grasa.

• El ácido láurico presente en el aceite de coco, es un potente exterminador de bacterias, virus y hongos.

• El aceite de coco, potencia la saciedad ayudando a comer menos sin esfuerzo alguno.

• Los triglicéridos de cadena media presentes en el aceite de coco, se transforman e incrementan en cuerpos cetónicos capaces de reducir e incluso eliminar las convulsiones.

• El aceite de coco, mejora el colesterol en sangre y reduce el riesgo de sufrir enfermedades cardiovasculares.

• El aceite de coco, protege e hidrata piel y cabello.

• Los ácidos grasos esenciales del aceite de coco, incrementan la función cerebral en las personas con alzhéimer.

• El aceite de coco, ayuda a perder especialmente la peligrosa grasa abdominal.

Si bien acabamos de especificar lo que la comunidad científica avala del aceite de coco, no significa que los beneficios expuestos con anterioridad carezcan de validez, todo lo contrario. Y es que, sin ir más lejos, el Dr. Bruce Fife declaró incluso en público que: «*El aceite de coco, es el aceite más saludable que existe*». Y el Dr. Oz en su show remarcó: «*Se lo recomiendo a todos mis pacientes*».

Aceite de coco, un superalimento que te cuida por dentro y por fuera.

¿GLUCOSA O GRASA?
Cetonas: la gran clave evolutiva

Un gran mito de nuestra sociedad y que, a su vez, es uno de los motivos más contundentes en cuanto a los problemas de obesidad que nos azotan es el de que: «*La glucosa es la energía favorita y principal del cuerpo*». Entender cómo hemos evolucionado como especie nos ayudará a comprender tan nefasta afirmación.

Partiendo de la base de que el cuerpo de un adulto tan solo es capaz de albergar aproximadamente unas 2.000 calorías de glucógeno (glucosa almacenada) y que ello, le permitiría sobrevivir poco más de un día, merece la pena tener presente que, cualquier persona, incluso alguien que esté en su peso ideal y en excelente condición física, es capaz de almacenar entre 100.000 y 150.000 calorías en forma de grasa. ¿No te parece extraño? Si nuestro organismo prefiriera utilizar como fuente principal de energía la glucosa, habría desarrollado mecanismos para almacenar glucosa y no grasa.

Durante millones de años, nuestro cuerpo ha funcionado utilizando enormes reservas de energía almacenadas en forma de grasa durante su quehacer diario. La glucosa almacenada tanto en nuestros músculos como hígado, sólo se utilizaba en caso de un esfuerzo físico mayor, como por ejemplo, huir de un peligro externo. Hoy, lo compararemos con un entrenamiento en el gimnasio, una sesión de yoga, salir a correr, montar en bicicleta, etc.

Para entender como nuestro organismo obtiene la energía, pondremos el ejemplo de una cocina a leña que no sólo ejerce la función de emitir energía para cocinar, sino que además, proporciona calor a todo el hogar. Para empezar, la gran mayoría de la masa crítica utiliza los carbohidratos (glucosa) como combustible principal. Esto, equivaldría al encendido y puesta en marcha de la cocina a leña por medio de papel de diario, ramitas secas, hojas, pequeños trozos de madera… Materia prima que prende muy rápido produciendo energía al instante, pero que se consume de manera inmediata. Su analogía, grandes dosis de insulina secretadas en sangre. Este tipo de combustión instantánea no es suficiente para mantener el fuego encendido de manera constante. Por eso, el cuerpo, para poder mantener unos niveles óptimos de energía constantes demanda más y más azúcar creando una gran adicción al respecto. ¿Te suena de algo?. Así es como se mantienen los niveles de energía de las personas en su día a día, con altibajos.

La manera correcta de mantener el fuego de la cocina lento, continuo y por largo tiempo sin necesidad de estar alimentándolo en todo momento, es por medio de grandes troncos. Y esto, sólo se consigue por medio de la quema de grasa. Es por ello que, nuestro organismo la procesa de manera más limpia, eficaz, duradera y sin problemas posteriores que la glucosa.

Siguiendo con la analogía de la cocina a leña, si tenemos invitados y queremos agasajarlos con un gran banquete en un frío día de invierno, necesitaremos sacarle el máximo partido a la cocina demandándole que no sólo nos permita cocinar durante largas horas, sino que además, mantenga el calor del hogar. Así, es como conseguiremos que los comensales se sientan extraordinariamente acogidos. Y para ello, está claro que utilizaremos todo aquello que tengamos a mano para encenderla. Sin embargo, hay que ubicar el objetivo principal: mantener la cocina en su más alto rendimiento. Por lo que el combustible a utilizar, será grandes trozos de madera seca.

Como ya mencionamos, si tuviéramos que sobrevivir con el glucógeno almacenado en nuestro organismo, apenas podríamos hacerlo durante uno o dos días, mientras que con la grasa almacenada, podemos vivir meses. Esta maravillosa capacidad de utilizar la grasa como combustible durante largos períodos de tiempo, recibe el nombre de cetosis. La cetosis ha sido crucial para nuestra supervivencia. Este estado, se consigue por medio de una dieta baja en carbohidratos y de ayunos intermitentes.

El Dr. Attia y la dieta cetogénica

La dieta cetogénica, es aquella que promueve la eliminación de gran parte de los carbohidratos (a excepción de los que provienen de los vegetales sin almidón), reemplazándolos por altas dosis de grasas saludables (entre un 50% y un 70%) como la del aceite de coco que, sin lugar a dudas es la mejor opción y una muy baja cantidad de proteínas de alta calidad. Este modo de alimentarse, fomenta un peso saludable ya que, en vez de quemar carbohidratos, quema grasa. Además, como así se viene demostrando hace más de 80 años, evita todo tipo de enfermedades degenerativas crónicas. Trabajos y estudios como los del Dr. Thomas Seyfried (uno de los principales investigadores académicos y pioneros en el tratamiento contra el cáncer por medio de la nutrición en la Universidad de Yale y la Universidad de Boston) que contemplan este proceso natural de alimentarse, han sido reconocidos a finales de la década de los noventa por su alta contundencia y efectividad contra múltiples enfermedades degenerativas, como por ejemplo el ya mencionado cáncer y la epilepsia.

El Dr. Peter Attia, un médico de la Univesidad de Stanford y gran apasionado de la ciencia metabólica, decidió prestarse como conejillo de indias para experimentar si mediante la dieta cetogénica podía mejorar su estado de salud en general. Si bien el Dr. Attia se encontraba desde siempre en buena forma física, su tendencia natural por más que hiciera ejercicio y cuidara la alimentación, era de engordar.

Durante un período de 10 años, el Dr. Attia llevó su organismo al estado de cetosis. Consumió un 80% de calorías provenientes de grasas saludables como yemas de huevos orgánicos, mantequilla de animales que se alimentaban con pasto, nueces, semillas, aceite de coco, coco, aguacates, aceite de oliva, aceitunas…, al mismo tiempo que iba monitoreando en todo momento sus marcadores metabólicos. Los resultados obtenidos fueron inmejorables. Redujo el azúcar en sangre (de 100 a 85-95), la grasa corporal (de 25 a 10), la presión arterial (de 130/85 a 110/70), el colesterol LDL (de 113 a 87) y el HDL (de 31 a 67), triglicéridos (de 152 a 22), etcétera.

Su experimento demostró ser todo un éxito ya que, no sólo confirmó que redujo la grasa subcutánea sino también, un tipo de grasa que se acumula alrededor de los órganos internos fuertemente ligada con la diabetes tipo 2 y las enfermedades cardíacas comúnmente llamada, grasa visceral.

¿Estamos diciendo con lo aquí expuesto que no debamos consumir alimentos ricos en azúcares? Por descontado que no. Lo que queremos remarcar con gran respeto e intranquilidad, es que la mayoría de los occidentales, llevan una alimentación sobrecargada tanto en azúcar, como en carbohidratos. Alimentos de alto contenido en azúcares. Esto, entre otros muchos inconvenientes, ha implicado que hayan perdido la capacidad natural del cuerpo para quemar grasa debido a que, su hígado no sabe cómo producir cetonas porque no las necesita. Además, si a esto le sumamos la desorbitada ingesta de animales y sus derivados a diario, nos encontramos frente una bomba de relojería. Una bomba, que ya explotó dando lugar al más salvaje índice de enfermedades jamás registrado en la historia de la humanidad.

Queremos remarcar que, la cetosis es un estado natural y absolutamente normal del cuerpo humano, con enormes beneficios que nos han acompañado a lo largo de casi toda nuestra existencia. Aun así, ello no implica que siempre debas estar en este estado, primero porque existe una gran privación de frutas y ciertos vegetales y segundo, porque imposibilitaría que el cuerpo trabajase con otros combustibles.

Sabemos que, nuestras células sanas tienen la capacidad metabólica para trabajar con diferentes fuentes de energía, es decir, flexibilidad para adaptarse de glucosa a cuerpos cetónicos. Transición ancestral ésta, que nos sigue acompañando. Por ello, es primordial que reeduques tu cuerpo a emplear como energía principal la grasa. Y para esfuerzos extra así como cubrir ciertas necesidades del cerebro, la glucosa. De hecho, diremos que esta eficiencia para trabajar con diferentes combustibles, es sinónimo de excelente salud.

Cetonas y aceite de coco

¿Y por qué es tan recomendable el aceite de coco? Entre otras cosas porque está compuesto por más de un 90% de grasas saturadas de cadena media. Esto quiere decir que dichas grasas van directamente al hígado donde se transforman en cetonas, una sustancia que produce el organismo al convertir la grasa en energía inmediata sin necesidad de ser almacenada. Todo lo contrario que el resto de las demás grasas saludables.

La realidad es que, la grasa es el combustible preferido de nuestras células así como de todos nuestros órganos. De hecho, un exceso de glucosa es altamente tóxico para nuestro organismo. Las personas que consiguen su energía básicamente de los carbohidratos, quedan atrapadas en el círculo vicioso de ingerir alimentos cada pocas horas ya que su cuerpo, constantemente les reclama su dosis en forma de hambre volviéndolos esclavos de su combustible principal, la glucosa. No así, la grasa de altísima calidad que nos brinda el aceite de coco, que sacia y mantiene constantes los niveles de energía en el cuerpo.

Tu cerebro adora el aceite de coco

El cerebro, es nuestro músculo principal consumidor de energía. Aunque apenas representa un 2% de nuestro peso total, supone el 20% del gasto energético. Si el cerebro resulta ser nuestro órgano más hambriento, ¿cómo puede ser que reclame un tipo de energía (glucosa) que nuestro cuerpo sólo puede almacenar en cantidades muy limitadas?, ¿no será que, lo que nos está demandando realmente es grasa? Al fin y al cabo, nuestro cuerpo ha sido diseñado para metabolizarla y llevarla con él.

Tu cuerpo, posee un mecanismo extraordinario capaz de proporcionarle a tu cerebro el combustible necesario cuando ya no hay casi glucosa en el cuerpo. Esto se debe a que, el hígado, puede producir un compuesto cetónico primario que resulta ser el producto final del metabolismo de los ácidos grasos llamado beta-hidroxibutirato. Compuesto que, además de proteger las neuronas, nuestro cerebro es capaz de utilizar sin problema alguno en gran medida como energía. Las cetonas, y por sobre todo las del aceite de coco, tienen la capacidad de reparar cerebros dañados tanto en recién nacidos como en adultos por la falta de oxígeno, de permitir que el corazón se recupere tras haber sufrido un ataque agudo, ayudar en la epilepsia, el alzhéimer e incluso, reducir tumores cancerosos.

Si todavía persiste la idea de que la glucosa es la energía favorita del cuerpo y como no, del cerebro, es porque en nuestro organismo existen células que no tienen mitocondria, que son las centrales energéticas de las células. Como es el caso de los glóbulos rojos y algunas células del cerebro.

Vital resulta no confundir «*tu cerebro sólo puede utilizar glucosa*» con «*tu cerebro necesita glucosa*». Y es que, si nuestro cerebro sólo pudiera utilizar glucosa como la mayoría de las personas cree, nos encontraríamos frente a una gran paradoja evolutiva. La extinción.

LA DIETA DEL ACEITE DE COCO
Más que una moda, un estilo de vida

Prácticamente en su totalidad, todos los estudios serios que se vienen realizando por largo tiempo con respecto a los beneficios que aporta llevar una dieta basada en el aceite de coco, han utilizado exclusivamente el aceite de coco en sustitución de otra grasa. Es decir, que nunca han utilizado el aceite de coco como otra grasa más en la dieta. Este, es un punto de vital importancia para entender el por qué, hay muchas personas desinformadas que creen que por el simple hecho de añadir un par o tres de cucharadas soperas de aceite de coco en su estilo de vida sin variación alguna, van a adelgazar. Por descontado que dichas circunstancias carecen de base o evidencia científica alguna.

Un pequeño ejemplo de lo que aquí referenciamos es por ejemplo, sustituir el aceite de oliva, girasol o de maíz por el aceite de coco. Los resultados que se obtienen cuando se realizan este tipo de cambios saltan a la vista ya que, las personas que utilizan el aceite de coco en su día a día, pierden peso con mayor rapidez que los que utilizan otros tipos de aceites.

Incorporar el aceite de coco como otra grasa más en los hábitos del día a día, dará lugar a un aporte extra de grasa y calorías en la dieta y en consecuencia, no conseguir el principal objetivo, bajar de peso. Aunque, la verdad sea dicha, esto no es del todo cierto. En repetidas ocasiones nos hemos sorprendido al comprobar en consulta, que existen algunas personas agraciadas que, con el simple acto de añadir el aceite de coco como una grasa más en su rutina, han bajado de peso. Poco, pero así ha sido. Y ello, muy probablemente se deba a los contundentes y múltiples beneficios que aporta el aceite de coco en nuestro organismo.

La dieta del aceite de coco que evidenciamos es aquella que ha empleado el aceite de coco en sustitución de otra grasa como parte de una estrategia para perder peso. De tal modo, que se produzca el proceso de pérdida de peso acelerando el metabolismo y a su vez, entregue energía de manera mucho más eficiente que otro tipo de nutrientes.

El hecho de utilizar la palabra dieta en el título del presente apartado va un poco en contra de lo que realmente queremos transmitir. Si bien es cierto que a la palabra se le han añadido claras connotaciones de restricción y prohibición, la realidad es muy distinta ya que, la palabra «dieta», proviene del griego dayta, que significa: modo de vida, estilo de vida. Y ese concepto, es el que queremos referenciar.

La dieta del aceite de coco no es ni un plan de dieta específico ni una moda. Atreverse a llamar moda al aceite de coco, cuando sus bien consolidadas, fundamentadas, evidenciadas, enraizadas y documentadas bases vienen dadas por culturas ancestrales y millones de personas en todo el mundo que, han basado su alimentación entorno al aceite de coco como un elemento básico en su cocina por miles de años, es mantenerse en la más rotunda ignorancia.

Las modas dietéticas son temporales y además, el fracaso por norma general, está asegurado mucho antes de empezar. Si bien permiten bajar de peso, en cuanto se deja de usar dicho plan, se vuelven a recuperar los kilos de más. Nuestro objetivo, es educar en la verdad sobre el impacto que ejercen en nuestro peso así como salud, las distintas grasas y aceites. Es más, los principios de la dieta del aceite de coco, se pueden incorporar sin problema alguno en cualquier otro plan nutricional, simplemente porque nos encontramos frente a un conjunto de nutrientes totalmente compatibles con todo y por si fuera poco, de amplio espectro medicinal.

Entonces, si de lo que estamos hablando en el presente capítulo es de sustituir una grasa por otra, ¿qué grasa es la que deberíamos sustituir?, o mejor dicho, ¿qué grasas son las que debemos eliminar de nuestra dieta? Todas aquellas grasas que representen una amenaza para nuestra salud. Y aquí, por favor, es imprescindible dejar de lado el mito de las grasas saturadas y el colesterol, pues su fundamento, si es que lo hay, no se sostiene lado alguno como hemos ido viendo a lo largo de la presente obra. En pocas palabras, hay que suprimir, las grasas hidrogenadas, grasas poliinsaturadas, aceites vegetales, grasas trans, y todo tipo de sustancias procesadas que se encuentran en la repostería industrial que, por motivos meramente económicos, sustituyeron en su momento el aceite de coco en su producción, por grasas hidrogenadas.

Y en lo que respecta al aceite de oliva como grasa monoinsaturada, su consumo en crudo es muy recomendable por ser altamente saludable y beneficioso para nuestro organismo. Sin embargo, a pesar de que el aceite de oliva es extraordinario para la salud, nuestro cuerpo lo almacena en forma de grasa, por lo que su ingesta si introducimos el aceite de coco, es necesario adaptarla según los requerimientos de cada uno.

No existe una dieta universal, es por ello que siempre recomendamos realizar los cambios bajo la supervisión de un profesional de la salud que esté bien informado y en lo posible, haya comprobado él mismo los resultados al respecto. Cada persona tiene diferentes necesidades energéticas, diferentes metabolismos, distintos hábitos alimentarios, actividades físicas, etcétera. Así es que, cada persona tendrá un plan específico.

El éxito con el aceite de coco, está garantizado en todos los casos cuando se sustituyen las grasas nocivas, cereales refinados, harinas refinadas, arroz blanco, etc…, por el aceite de coco. De hecho, este simple principio de reducir la cantidad de azúcar en sangre, la secreción de insulina, la conversión de azúcares en lípidos, acelerando el metabolismo por medio de una grasa que nuestro cuerpo metaboliza de manera sencilla y directa como lo hace el aceite de coco, es el que debería tener toda dieta que se considere o se haga llamar saludable.

La dieta del aceite de coco es del todo segura, eficaz, saludable, exquisita y no debería resultarnos extraño que funcione a las mil maravillas.

Separando el mito, de la realidad, el marketing, del producto, el beneficio real, de el del consumidor, las creencias populares, de las evidencias científicas de la nueva ciencia, así es como sin prisa pero sin pausa, nuestro incansable aliado, el aceite de coco, se ha abierto camino tras largos años en la sombra gracias a su sabor, dulzor, aroma y excelentes bondades conquistando no sólo el paladar de millones de familias en occidente sino también, el latir de sus corazones.

UNA ESTRELLA ENTRE FOGONES
El aceite de coco en la cocina

Desde tiempos remotos, el coco viene siendo un gran aliado en el más amplio sentido de la palabra en lo que al arte culinario se refiere. Ciencias ancestrales como el Ayurveda (la ciencia de la vida) han utilizado las bondades del fruto del coco en todas sus variantes para satisfacer, nutrir y sanar, cuerpo, mente y alma. Incluso enigmáticas culturas como la del Antiguo Egipto se deleitaron de este manjar de los dioses privilegiándolo tanto por su exotismo como por sus múltiples cualidades..

Durante siglos, por no decir milenios, el aceite de coco ha estado presente en la alimentación de gran parte del globo terráqueo, sobre todo, en las poblaciones del pacífico, siendo la base de su dieta y llegándoles a proporcionar hasta un 60% de las calorías en la ingesta diaria. Lo realmente curioso es que, sus lugareños, desconocen ciertas enfermedades, como por ejemplo, las coronarias. Muy por el contrario del actual panorama en el mundo occidental, donde se siguen a ciegas las negligentes recomendaciones por parte de la industria alimentaria. Nos referimos a las insistentes campañas informativas para restringir o eliminar la ingesta de grasas saturadas saludables.

Si bien es cierto que para la gran mayoría de la humanidad la elaboración de alimentos con aceite de coco resulta desconocida y por qué no decirlo, desconcertante, cabe mencionar que, incluso para la persona que está escribiendo las presentes líneas, también lo era hasta hace unos años. ¿Por qué? Simple. Crecí a orillas de las bellas aguas del Mediterráneo, donde se elogia el aceite de oliva por sobre todas las cosas. Por descontado, que existen sólidos fundamentos para ello. El aceite de oliva, indiscutiblemente es la mejor grasa monoinsaturada que existe siempre y cuando se consuma en crudo. Sin embargo, dista mucho de ser el mejor aceite para cocinar, debido a que su estructura química lo hace más vulnerable al daño oxidativo.

Y es por ello, que gracias al maravilloso cambio experimentado tanto en nuestra salud, como en la de todo aquél que se ha entregado al dulce canto de sirena del aceite de coco que, con gran ahínco, exponemos el por qué la manteca de coco es la mejor opción en la cocina.

Un momento, un momento, ¿pero no estábamos hablando del aceite de coco?, ¿qué tiene que ver la manteca de coco en todo esto? Realicemos una pequeña aclaración, dependiendo del idioma en el que se traduzca a nuestro protagonista, lo correcto sería nombrarlo como manteca de coco. Es decir, la manteca de coco y el aceite de coco son la misma cosa. Sucede, que la manteca de coco se transforma en aceite de coco por encima de los 25° C aproximadamente, y por debajo de dicha temperatura, vuelve a su estado sólido. Apariencia ésta, de gran similitud a la mantequilla.

A continuación, dos de las razones por las que recomendamos eliminar por siempre los aceites vegetales poliinsaturados con los que normalmente sueles cocinar:

• **Razón núm. 1**: Muy por el contrario que el aceite de coco, los aceites vegetales (soya, maíz, cártamo, canola, algodón, girasol, semillas de uva, cacahuete…) son muy reactivos al calor y se oxidan, es decir, se vuelven rancios con facilidad perdiendo las características nutricionales, aroma, olor, textura, destrucción de vitaminas, etcétera. Por ende, nunca deberían usarse para cocinar. El aparente, e inofensivo acto de freír los alimentos en este tipo de aceites, tiene devastadoras consecuencias en el desarrollo de lesiones fibróticas en el corazón, en la tiroides, cáncer de pulmón, cáncer de próstata, diabetes, envejecimiento prematuro, anemia, obesidad, estreñimiento, pérdida de visión, acidez, ardor, etcétera. Es bien sabido que los ácidos grasos de cadena larga encontrados por ejemplo, en el conocido aceite de canola, destruyen la esfingomielina que rodea las neuronas del cerebro. ¿Y a qué se debe? A la gran susceptibilidad al daño por el calor.

Los radicales libres que se producen al oxidarse sus antioxidantes cuando se someten a altas temperaturas, causan cambios de doble enlace, entrecruzamiento, fragmentación y polimerización en su composición. Y es que durante el proceso de calor, se desprenden tóxicos químicos mucho más nocivos que las propias grasas trans. Estos tóxicos son sustancias que atacan la membrana celular alterando la composición de la sangre, dañando el ADN y provocando mutilaciones celulares.

• **Razón num. 2**: Al ser ricos en grasas omega-6, contribuyen al desequilibrio entre los ácidos grasos omega-3 y omega-6. Los ácidos grasos omega-6, son responsables de los múltiples procesos inflamatorios que están padeciendo nuestros organismos a día de hoy. El equilibrio en la dieta entre grasas Omega-3 y Omega-6 a lo largo de nuestra existencia ha sido aproximadamente de un ratio de 1 a 1. En la actualidad, los ratios van desde el 20 a 1, hasta el 50 a 1. Por suerte, la información sin tergiversar, hace que cada vez sean más los médicos y científicos que afirman sin miedo alguno y con gran contundencia, que este desequilibrio en nuestra dieta es el causante de la pandemia de las enfermedades citadas con anterioridad.

Ahora bien, hay una excepción que confirma la regla con respecto al resto de los aceites de origen vegetal que se utilizan en la cocina. El aceite de oliva. Un aceite monoinsaturado que contiene ácidos grasos omega-9 y al contrario que el resto de los aceites, está totalmente exento de ácidos grasos omega-6. Podemos afirmar que sus cualidades, hacen que sea un aceite altamente beneficioso para la salud y una excelente alternativa siempre y cuando no se caliente. Y es que, a pesar de ser un poco más estable que el resto de sus compañeros, su estructura química y una gran cantidad de grasas no saturadas, hace que cada vez que se cocina con él, sufra de oxidación al igual que los aceites poliinsaturados de procedencia vegetal. Esto es debido a que el aceite de oliva de buena calidad, contiene clorofila lo que acelera su descomposición y lo hace rancio rápidamente.

Queremos dejar claro, que no somos partidarios de las frituras, e insistiremos en que, el único aceite capaz de resistir el daño provocado por las altas temperaturas y seguir manteniendo sus propiedades, es el magnánimo aceite de coco. Curiosamente, hablamos del aceite que contiene mayor concentración de grasa saturada con respecto a los demás y al que tanto sigue endemoniando la industria alimentaria. Un aceite con una vida útil de entre tres a cinco años a temperatura ambiente que, no sólo promoverá tu salud en general, si no que te sorprenderá deleitando tu paladar en incontables platos culinarios aportando exotismo y originalidad.

La verdad, está servida.

CÓMO CONSUMIR ACEITE DE COCO A DIARIO
10 ideas para deleitarte de su consumo

Somos muy conscientes de que para desarrollar el presente capítulo, necesitaríamos todo un libro lleno de magistrales y exquisitas recetas en las que dejarse llevar por los sentidos entregándonos al goce y al placer. Es por ello, que en la parte final del libro prometemos seducirte con recetas en base al aceite de coco.

Pero por el momento, te solicitamos un poco de paciencia ya que, preguntas como: *¿qué cantidad de aceite de coco necesito?, ¿cómo se consume el aceite de coco?, ¿es necesario que el aceite de coco esté presente cada día?, ¿es seguro cocinar con aceite de coco?, ¿debe incluirse el aceite de coco en cada una de las comidas que realice?, ¿cómo es mejor consumir el aceite de coco, en frío o en caliente?*..., requieren aclaración.

Este tipo de preguntas conllevan una clara connotación e interés por parte de las personas en su salud. Una salud que viene marcada por una clara tendencia por mantener y expandir una salud radiante, una figura esbelta, estilizada, y bella mediante la consciencia de lo que se come tanto por el bien personal como en el familiar. Y es que hoy día, el aceite de coco desempeña un papel crucial en nuestras vidas si es que deseamos encaminarnos bien dirigidos hacia la próxima estación: la salud.

Si bien ya hemos expuesto a lo largo del presente libro los prodigiosos resultados que se obtienen al consumir aceite de coco tanto a nivel de pérdida de peso, fortalecimiento del organismo, a nivel cardiovascular, de estética, etcétera, es imprescindible remarcar que dejar volar la imaginación, es lo más maravilloso que te puede ocurrir en cuanto al consumo del aceite de coco. ¿Por qué? Porque son cientos las distintas maneras en las que se puede emplear el aceite de coco en la cocina. Y ello depende de tu ingenio.

A continuación, un pequeño listado con algunas maravillosas ideas para que experimentes y te animes a su consumo:

- Utiliza aceite de coco para freír.
- Para saltear.
- En tu mayonesa o mantequilla.

• En tus salsas favoritas.

• En los aliños de las ensaladas.

• Utiliza aceite de coco para hacer pasteles, galletas, pan, natillas, postres…, en general para todo tipo de repostería.

• En cremas, guisos, sopas.

• Utiliza aceite de coco incluso en tu café o infusiones favoritas.

• En todo tipo de batidos.

• En leches vegetales, etcétera.

Ya seas un enamorado del café, tanto por su aroma como por su sabor, ni te imaginas lo que una cucharada de aceite de coco es capaz de hacer en tu taza de café. Y lo mismo ocurre, si te gusta el chocolate caliente, las infusiones, los batidos, las frituras, el pan, la repostería, el pescado, las carnes, los mariscos, las ensaladas, las cremas de verduras, los cereales, etcétera. La lista, es interminable al igual de interminable son los halagos hacia el aceite de coco.

Por ejemplo, si sueles consumir la supuesta mantequilla que venden en el supermercado, que no es ni más ni menos que toxina pura para el organismo, sólo tienes que sustituirla por un poco de aceite de coco junto con una pizca de sal marina. Y así, ocurre en todos aquellos platos o creaciones culinarias en las que de manera simple y eficaz, sustituyes un ingrediente por otro.

UNA, DOS, TRES, CUATRO CUCHARADAS...
Dosis recomendadas de aceite de coco

A gustos colores, si bien hay que partir de la premisa de que, cada persona es un mundo y como tal posee y requiere necesidades muy distintas, lo mismo sucede con respecto a la ingesta del aceite de coco. Su consumo, variará de una a otra persona dependiendo del uso que se le quiera dar. Y ya que el aceite de coco en sí, no está considerado como un medicamento sino como un alimento sano y natural, su uso y dosificación en la cocina vendrán dados por el consumidor. Dicho en otras palabras, el aceite de coco puede emplearse para cocinar con total seguridad como sustituto de la mantequilla, aceites vegetales o de cualquier otra grasa que se esté utilizando. Es más, es la mejor opción para cualquier tipo de preparación culinaria.

Necesario es remarcar que, la manera en que se tome el aceite de coco dependerá de cada uno (en batidos, repostería, horneados, guisos, untado en pan, directamente consumido en crudo, como aliño en ensaladas…). Y es que, al no verse alteradas sus propiedades al pasar de un estado sólido a líquido, puede emplearse en cualquier tipo de preparación culinaria. A fin de cuentas, todo dependerá del paladar del consumidor.

Ahora bien, cuando referenciamos el consumo y uso del aceite de coco para combatir una enfermedad, la cosa cambia. Aquí, abriremos un paréntesis para aclarar con todo el respeto del mundo que, el aceite de coco no es sólo un alimento, es un superalimento, y como tal, también es medicina por mucho que ciertas organizaciones del sistema se nieguen a admitirlo. Y dado que es altamente medicinal, merece tener en cuenta que, según sean las circunstancias de la persona, es decir, el tipo de enfermedad que padezca, su peso corporal, estatura, etcétera, la ingesta será una u otra y muy probablemente las dosis tengan poco que ver con las aquí expuestas.

La única medida a tener presente en cuanto a las dosis, es en hacernos conscientes de que el aceite de coco posee un amplio espectro fungicida matando virus y bacterias. Es decir, creará una desintoxicación en el organismo. Ello, implica que el hígado se verá obligado a eliminar todas esas toxinas del cuerpo. Y ahí es donde está el peligro, ya que si se padece algún trastorno o enfermedad y se comienza con dosis muy elevadas, el hígado sí o sí, se verá obligado a expulsar todas esas toxinas ya que si no, el cuerpo volverá a intoxicarse. Pero no por la ingesta de aceite de coco, sino por la muerte de todos esos desechos y toxinas de organismos parasitarios que están muertos en el interior del cuerpo.

En resumidas cuentas, las dosis, siempre han de ser graduales hasta llegar a un punto óptimo.

A continuación, detallamos algunas recomendaciones en cuanto al consumo diario de aceite de coco, siempre dentro de unos parámetros generales y sin que exista evidencia de enfermedad alguna:

- Más de 9 Kg: 1 cucharada al día.
- Más de 20 Kg: 1 cucharada y media al día.
- Más de 33 kg: 2 cucharadas al día.
- Más de 45 Kg: 2 cucharadas y media al día.
- Más de 59 Kg: 3 cucharadas al día.
- Más de 70 Kg: 3 cucharadas y media al día.
- Más de 83 Kg: 4 cucharadas al día.

Somos muy conscientes de que, a partir de los tres años de edad, la dieta de un niño debería ser la misma que la de un adulto, claro está, con menos condimentos salados, picantes, etcétera. Es decir, con sabores menos extremistas. Sin embargo, y este punto es realmente importante, el sabor dulce es imprescindible en la dieta de un niño y debería estar presente en un 99 % en todas las comidas, y aquí es, donde una vez más, el aceite coco resulta un gran aliado en una dieta infantil que se precie.

La capacidad de endulzar que tiene el aceite de coco de manera natural, posibilita la opción de sustituir el dañino azúcar o en su defecto, emplearlo en cantidades ínfimas beneficiando en sobremanera su salud.

Alimentar a nuestros hijos incluyendo en todo tipo de preparaciones el aceite de coco, es nutrirlos reforzando las defensas naturales de su organismo por actuar como un potente agente bactericida. Además, al

darles aceite de coco, los estaremos protegiendo de la obesidad reduciendo la carga glucémica de la gran mayoría de los alimentos que forman parte de la comida cotidiana.

Sano, delicioso, exótico, divertido, dulce, medicinal... ¿qué más se
le puede pedir a nuestro galán, el aceite de coco?

ENDULZANDO CON ACEITE DE COCO
Una dulce revolución

Tenemos que partir de la base de un sólido fundamento tal que, el aceite de coco, décadas atrás era un ingrediente indispensable en la repostería industrial. Principalmente esto era debido a la estabilidad y larga duración que ofrece en los productos. Si lo borraron de la faz de la tierra, fue para poder inundar el mercado de grasas vegetales hidrogenadas. La razón, el bajo coste productivo.

Por desgracia, ese bajo precio, tiene un alto coste para nosotros en lo que concierne a salud. Y si además, a las grasas hidrogenadas, le sumamos entre otros temas los peligros que conlleva el consumo de azúcar refinado, lo que obtendremos es que cada vez sean más las personas bien informadas que optan por endulzar sus vidas y las de sus seres queridos con aceite de coco.

A continuación, por qué utilizar aceite de coco en la repostería:

• **En primer lugar, nos encontramos frente a un edulcorante natural**. A pesar de que el aceite de coco no contiene ningún tipo de azúcares en su composición, nuestros postres adquirirán un suave y agradable sabor dulce. Todo ello claro está, sin la necesidad de emplear azúcar o cualquier otro tipo de edulcorante artificial. Y por sobre todo, sin aportar un sólo gramo de carbohidrato en el cuerpo.

• **Gracias a la composición del aceite de coco**, y en concreto al ácido láurico, nuestras creaciones culinarias, aguantarán más tiempo sin estropearse. Dicho en otras palabras, el aceite de coco es un conservante natural.

• **Consumir aceite de coco** en la repostería o en cualquier tipo de comida, **implica obtener energía inmediata.** Es decir, que nos encontremos más enérgicos y más vitales durante las horas siguientes tras haber realizado las ingestas. Muy por el contrario de lo que sucede cuando se consume azúcar. Todos sabemos y hemos experimentado que cuando consumimos azúcar tenemos un subidón inicial y al poco tiempo, entramos en un proceso de cansancio y somnolencia.

• **Equilibra y armoniza** los niveles de glucosa en sangre al consumir recetas elaboradas con aceite de coco se mantendrán totalmente estables. Todo lo contrario de lo que sucede al consumir azúcar. Sustituir el azúcar por aceite de coco, es mantenerse alejado de enfermedades como la diabetes o el síndrome metabólico.

• **Es bien sabido que** algunas recetas precisan de altas temperaturas para derretir el azúcar creando radicales libres que son altamente perjudiciales para el organismo. Mientras que **el aceite de coco, es el único alimento que nos ofrece una total seguridad y estabilidad a la hora de cocinar** por so sufrir de oxidación en el proceso de calentamiento. Esto se debe gracias a su composición que le permite pasar de sólido a líquido y viceversa sin sufrir alteración alguna.

• Ésta es una de nuestras preferidas. **El aporte sólido que es capaz de ofrecer el aceite de coco** en todo tipo de preparaciones frías **permite que las recetas** cuajen con mayor facilidad e incluso **queden con textura crujiente** si es que es lo que se desea.

Todo son ventajas en lo que referencia al uso del aceite de coco versus el azúcar, los edulcorantes artificiales y las grasas hidrogenadas como las mantequillas y las margarinas que se encuentran en los supermercados.

Bienvenido a la *dolce vita*.

ACEITE DE COCO EN EL EMBARAZO Y LA LACTANCIA
Un ángel de la guarda para ti y tu bebé

La leche materna contiene aproximadamente un 50% de grasas saturadas, un 35% de insaturadas y un 15% de poliinsaturadas. El ácido láurico y el ácido cáprico están presentes aproximadamente en un 20% del total de grasas saturadas de la leche materna. Con sus potentes propiedades antivíricas, antimicrobiana y fungicidas, el ácido láurico tan sólo se encuentra de manera significativa en otro alimento en todo el mundo. ¿Adivinas en cuál? El aceite de coco.

Los ácidos grasos presentes en el aceite de coco son grandes protectores para neonatos, fetos y bebés contra todo tipo de virus, protozoos así como bacterias. Y no solo eso, sino que durante todo el embarazo, el aceite de coco proporciona a las madres una serie de nutrientes esenciales que facilitan la asimilación y el transporte de sustancias cruciales para el buen crecimiento, desarrollo y protección del feto.

Publicaciones como las del *American Journal of Clinical Nutrition* han demostrado que las madres lactantes que toman aceite de coco como parte de su dieta, tienen mayores cantidades de ácido láurico y ácido cáprico en su leche. Ambos, son fáciles de absorber y utilizar por el sistema digestivo de los recién nacidos. El ácido láurico, como parte de la leche materna -o incluso como ingrediente de la leche preparada para bebés- proporciona a los lactantes energía que les ayuda a desarrollarse y crecer de manera apropiada.

Cuando las madres lactantes añaden aceite de coco a su dieta habitual, el ácido láurico multiplica por tres su presencia en la leche materna y el ácido cáprico la multiplica por dos. La ingesta constante de aceite de coco durante y después del embarazo, afecta positivamente la composición de la leche materna por hasta tres días, ocurriendo el máximo incremento de los AGCM durante las primeras 10 horas después de la ingesta. Este dato, demuestra claramente que la dieta de la madre tiene efecto directo sobre la leche que genera, así como sobre los nutrientes que le pasa al feto cuando está embarazada.

Este hecho, está fuertemente constatado por una amplia gama de estudios en los que se enfatiza la importancia que reside entre la relación existente de la madre y el feto. Es más, los estudios mencionan que el entorno en el que se desarrolla el feto en el vientre materno, puede afectar la salud del bebé provocándole patologías tales como el autismo, alergias, asma o cualquier otra condición crónica.

En vez de utilizar la palabra «puede», directamente emplearemos «afecta» a la salud. Y es que llevar una correcta alimentación durante el embarazo, una buena higiene personal así como mental, sentirse segura, amada, vital y positiva, entre otras muchas cosas, son piezas claves e indiscutibles para que el feto pueda recibir todos los nutrientes indispensables para su buena evolución que provienen tanto del mundo material, como del sutil.

Además, si todavía no eres capaz de convencerte de lo mucho que puede hacer por ti el aceite de coco durante el embarazo y la lactancia, te informamos deseando darte una gran alegría que, consumir dosis adecuadas de aceite de coco durante la gestación, facilita en sobremanera la pérdida de kilos de más acumulados durante el mismo de manera mucho más rápida después del parto.

A continuación, suaves cuidados para ti y tu bebé con aceite de coco. Éstas son algunas de las maneras más comunes de emplear el aceite de coco:

• Como parte de la dieta
• Como suplemento en los batidos verdes
• Como crema corporal en la prevención de estrías y cicatrices
• Añadido en la bañera para hidratar, proteger y relajar la piel
• Como crema de ojos para combatir las ojeras
• Como suavizante si debido a las hormonas se produce frizz en el cabello
• Como máscara facial contra los brotes de acné debido al desajuste hormonal.
• Como reparador de pezones secos y agrietados.

Y qué decir de los cuidados que nuestro protagonista -el aceite de coco- puede brindarle a tu bebé. Tratar la dermatitis del pañal de forma natural con aceite de coco, hará que el bebé desprenda una bella y mágica sonrisa de agradecimiento. Tan solo hay que aplicar el aceite de coco en la zona afectada que actuará a forma de barrera para evitar cualquier tipo de irritación, nutriendo la piel de tu bebé evitando futuras erupciones. Lo mismo ocurre con la costra láctea. Solo debes masajear con ternura y suavidad su cuero cabelludo con aceite de coco y dejarlo por veinte minutos. El aceite ejercerá la función de crema hidratante y aflojará la costar láctea. Transcurridos los veinte minutos, solo hay que enjuagar y utilizar un cepillo de cedras naturales para peinar su cabello y quitar las escamas sueltas que hayan podido quedar. Además, si bien bañar a un bebé las primeras semanas puede ser complejo debido a la delicadez de su piel, con el aceite de coco conseguirás relajarlo y mantener su piel perfecta. Para ello, puedes emplear una mezcla de aceite de coco, jabón en base a carbonato de sodio y aceite de oliva.

Te animamos a que si estás embarazada o tienes la intención de quedarte embarazada, si estás en periodo de lactancia o en su defecto conoces a seres queridos que se encuentran en alguna de las circunstancias detalladas, incluyas un mínimo de 3 cucharadas y media de aceite de coco en tu alimentación todos los días para enriquecer y aumentar la producción de leche así como proteger a tu bebé.

Nosotros, estamos firmemente convencidos de que, uno de los mejores regalos que le puedes hacer a una persona embarazada o en periodo de lactancia, es un buen aceite de coco.

Y es que quien tiene un buen aceite de coco, tiene un tesoro.

EL ACEITE DE COCO EN EL DEPORTE
El perfecto aliado

La correcta dieta y el estricto régimen de entrenamiento forman parte en la clave del éxito de todo deportista de alta competición, sea cual sea la disciplina que practique. Si bien cada vez son más conocidas las bondades que ejerce el aceite de coco en nuestra salud, uno de los sectores, comunidades o grupos a las que más les ha costado entender que, el consumo de grasas saludables -como la del aceite de coco- está muy lejos de engordar y que por sobre todo, resulta altamente beneficioso para el organismo, es la de los deportistas.

Es indiscutible y bien sabido por prácticamente todo el mundo que, las proteínas resultan indispensables en la formación de tejidos de todo tipo. Sin embargo, nos ha llevado más tiempo comprender debido a la tergiversación de información que, las grasas saludables como las del aceite de coco, también lo son para un sinfín de actividades de nuestro organismo.

Pero, ¿qué dirías si nuestro intrépido amigo, el aceite de coco, ya formara parte de la gran comunidad del deporte? Efectivamente, a día de hoy el aceite de coco está mundialmente reconocido en el ámbito deportivo como un maravilloso e indispensable aliado.

Como ya hemos mencionado en repetidas ocasiones, los efectos que el aceite de coco tiene sobre la termogénesis, están más que constatados. Y este, es uno de los motivos por los que se ha ganado su bien merecida reputación no sólo en el mundo del deporte sino en todas aquellas personas que quieren mantenerse delgadas. Ahora bien, en el momento que la comunidad deportiva introdujo el aceite de coco como parte nutricional tanto antes como después de las pruebas competitivas, empezó a darse cuenta y a experimentar que otros muchos efectos positivos estaban teniendo lugar. Los deportistas, no sólo perdían grasa sino que además, su musculatura se reparaba y desarrollaba mucho más que antes.

¿Músculos mejor desarrollados, cuerpos más definidos, pronta recuperación, mayor rendimiento y energía por consumir AGCM? Si, así lo vienen demostrando campeones y medallistas de oro como Simon Whitfield quien afirma con contundencia que, cuando era más joven ingería mayor carga de carbohidratos y evitaba las grasas obteniendo buenos resultados (12 medallas de plata), pero ahora, como grandes cantidades de grasas saludables como las del aceite de coco, mayor carga de proteínas como frijoles y huevos, sintiéndose mucho más saludable y con mayores éxitos en su haber deportista (medalla de oro en los juegos olímpicos de Sidney). Y como él, la lista la engrosan otros muchos deportistas de alta competición como Nigel Ashley Jones, director de rendimiento deportivo del equipo de rugby profesional Sale Sharks, Amy Williams, medallista de oro en los Juegos Olímpicos de Invierno de Vancouver 2010, Stuart Fieldman, uno de los jugadores más en forma de la liga mundial de rugby, el triatleta Terry Gallacher, del *Tiger Team* de regatistas...

Estudios entre otros, como los realizados en Japón o los de Josef Brandenbury en Washington, en los que se compara la ingesta de AGCM presentes en el aceite de coco, con la ingesta de AGCL contenidos en el aceite de oliva y otros alimentos, hablan por sí solos. Todos los deportistas que consumieron AGCM como los contenidos en el aceite de coco, obtuvieron mejores resultados en el más amplio sentido de la palabra con respecto a los que ingirieron AGCL. Y cabe remarcar que, uno de los datos más sorprendentes del estudio fue que, el consumo de aceite de coco antes del entrenamiento, reduce la concentración de lactato en sangre durante el ejercicio moderado e intenso y en consecuencia, incrementa la resistencia así como la duración del ejercicio de alta intensidad de manera más notoria con respecto a los deportistas que sólo consumieron AGCL.

El aporte energético del aceite de coco no se produce de manera inmediata, sino que se va produciendo durante las siguientes horas a su ingesta, hecho que resulta maravilloso para los deportistas. Además, los carbohidratos aportan 5 kcal de energía por gramo mientras que las grasas como el aceite de coco aportan 9 kcal. Dicho en otras palabras, el poder energético del aceite de coco es casi el doble que el de los carbohidratos. Es decir que, comiendo la misma cantidad de unos y de otros obtenemos el doble de energía del aceite de coco que de los carbohidratos en general.

Alimentos como el aceite de coco, son mucho más saludables en el deporte que el uso de la cafeína o cualquier otro tipo de excitante ya que precisamente, el objetivo del deportista es obtener un mayor rendimiento por más tiempo, y precisamente esto, entre otras muchas cosas, es lo que el aceite de coco hace.

Ahora, ya sabes lo que el aceite de coco es capaz de hacer contigo y por ti, ya sea que practiques deporte de forma moderada o intensa. Y si eres de los que no practicas forma alguna de ejercicio, o estás pensando en comenzar a practicarlo, te animamos a que incluyas en tu dieta el consumo de aceite de coco para incrementar tus niveles de energía, de resistencia y quemar grasas acumuladas, pero por sobre todo, las de la región abdominal, consiguiendo así una mejor definición corporal.

Gracias a la notoria e inconmensurable labor del aceite de coco, nos complace galardonarlo con la máxima distinción que un deportista puede recibir en las olimpiadas: la medalla de oro.

AMOR A PRIMERA VISTA
Aceite de coco para tu corazón

Del mismo modo que el cerebro ama el aceite de coco, tu corazón, no podía ser menos. El problema es que existe una preocupación latente en la gran mayoría de las personas en lo que respecta a los efectos que ejerce el aceite de coco sobre los niveles de colesterol en sangre por ser una grasa altamente saturada. Sí bien es cierto que es una grasa saturada, es importante comprender que este tipo de grasa saturada compuesta por ácidos grasos de cadena media, se metaboliza directamente en energía en el hígado.

Son numerosos los estudios al respecto en los que se comparan los valores del colesterol que arrojan las personas cuando ingieren diferentes tipos de aceites vegetales (maíz, maravilla, soja…) y por descontado nuestro aliado, el aceite de coco. Los resultados son más que sorprendentes, pero pueden ser y de hecho son, interpretados erróneamente. La gran mayoría de los aceites vegetales rebajan mucho más que el aceite de coco los niveles de colesterol. Sí, has leído bien, pero presta atención a las siguientes líneas porque en ellas se encuentra la clave de este grave error de interpretación por el que se cree que, los aceites vegetales protegen contra las enfermedades del corazón. Cuando nos referimos al colesterol total, nos estamos refiriendo tanto al beneficioso (HDL), como al dañino (LDL). Ambos se rebajan. El aceite de coco, simplemente mejora la proporción entre un colesterol y el otro. Es decir, el ratio entre HDL-LDL que es el que realmente hay que controlar cuando se analiza la colesterolemia.

De hecho, no entraremos en detalles pero estudios como los realizados en Sri Lanka arrojan con contundencia que los voluntarios que ingirieron aceite de coco en una dieta normal, regularon a niveles más que saludables el ratio entre HDL-LDL, mientras que los que ingirieron aceite de maíz (una grasa poliinsaturada), disminuyeron notoriamente el colesterol total y en consecuencia, aumentaron el riesgo de las enfermedades cardíacas.

Para entender cómo actúa el aceite de coco, primero es esencial comprender que el nivel de triglicéridos en la sangre viene a medirse por la cantidad de triglicéridos de cadena larga que viaja en la sangre camino del tejido adiposo. Es decir, en ningún momento se referencia los AGCM ni los AGCC. Hay que entender, que la gran mayoría de los alimentos que ingerimos se transforman en glucosa y cuando tenemos un exceso de ésta circulando en sangre, es transportada al hígado donde se convierte en triglicéridos de cadena larga circulando de nuevo en el torrente sanguíneo para finalmente almacenarse en forma de los indeseados rollitos, michelines, flotadores, etc.

El aceite de coco, está totalmente exento de efecto directo alguno sobre el nivel de triglicéridos en sangre simplemente porque el aceite de coco al consumirlo, no se transforma en glucosa.

Por favor, un poco de sentido común

Si el aceite de coco causase dolencias en el corazón, lo único que tendríamos que hacer para comprobarlo es desplazarnos a las mayores poblaciones de cultivo del coco del mundo y observar en qué estado de salud se encuentran, ¿verdad? Bien, entonces probemos de una vez por todas mediante este simple razonamiento, si el aceite de coco causa o no realmente enfermedades cardíacas, ¿te parece?

Ya que el aceite de coco goza de tan mala reputación, los habitantes en Filipinas, Tailandia, Islas del Pacífico, India, etcétera, deberían padecer entre otras, altas tasas de enfermedades relacionadas con ataques cardiacos, accidentes cerebrovasculares, y obesidad. ¡Pues nada de eso!, ellos tienen las tasas más bajas del mundo en lo que se refiere a enfermedades del corazón y tampoco están que digamos dentro del ranking de los países con mayores tasas de obesidad. Todo lo contrario.

Por ponerte un pequeño ejemplo de lo que aquí te estamos transmitiendo, mencionaremos que, en Papúa Nueva Guinea las personas se han alimentado en sobremanera de aceite de coco durante miles de años sin problema alguno. No ha sido hasta 1964 que tuvo lugar la primera muerte por ataque de corazón. ¿Qué es lo que ocurrió? Sus hábitos ya habían cambiado, los aceites vegetales ya habían llegado a sus vidas.

Por suerte, cada vez es mayor el número de cardiólogos que recomiendan imprescindible tomar alrededor de tres cucharadas diarias de aceite de coco no sólo para evitar dolencias cardiovasculares, sino también para revertirlas.

Así que, ya lo sabes. Nuestro gran seductor, el aceite de coco, protege, cuida y mima tu corazón.

EL ACEITE DE COCO EN HOLLYWOOD
El producto estrella de las «celebrities»

Resulta complejo decir quién de todas las celebrities comenzó a poner de moda a nuestro protagonista, ¿Oprah? ¿Miranda Kerr? ¿Jennifer Aniston? ¿Goop?... El hecho es que, fuera quien fuera la que comenzó con semejante odisea, merece todo nuestro respeto. Y es que, seguir creyendo que el aceite de coco es una moda pasajera, es un grave error. La lista de famosas y famosos que llevan beneficiándose por décadas de las maravillosas propiedades del aceite de coco es realmente extensa.

Actrices como Gwyneth Platrow, considerada por muchos en Hollywood como la reina de los productos naturales, afirmó públicamente que utiliza el aceite de coco en su cabello, en su piel, para cocinar e incluso para lavarse los dientes. Jennifer Aniston reconoció que enloquecía de placer cada vez que comía los nachos caseros que ella misma prepara friéndolos en aceite de coco. Además, también dejó muy claro que siempre lo utiliza entre otras muchas cosas para cuidar su línea y perder unos kilos de más antes de los grandes eventos. La supermodelo brasileña Gisele Bündchen reveló uno de sus grandes secretos al explicar que, tanto en la cocina como en la repostería, solo utiliza aceite de coco, y por si fuera poco, utiliza el aceite de coco como ingrediente principal en su propia línea de productos para el cuidado de la piel. Al mismo tiempo Miranda Kerr, enfatizó diciendo para la revista *Cosmopolitan* y el *Herald Sun,* que no había un solo día en su vida en el que no tomara aceite de coco, es más, señaló que ella consumía cuatro cucharadas al día. Por su parte, Angelina Jolie explicó en *Grazia Daily* que siempre comienza el día con una cucharada de aceite de coco. La exuberante Kourtney Kardashian publicó en su blog que utiliza el aceite de coco para casi todo, (como loción corporal, mascarilla capilar, para cocinar...). Pero sigamos todavía un poco más, Channing Tatum, detalló para el periódico Metro (UK) que durante el embarazo de su mujer, le masajeó la barriga diariamente con aceite de coco obteniendo unos resultados maravillosos. A su vez, la guapísima actriz española Elsa Pataky declaró que emplea el aceite de coco en casi todo, incluso para sus hijos, especialmente como loción después del baño. Denise Richards, afirmó utilizar aceite de coco en su cabello para mejorar su aspecto en la inmediatez. Paralelamente Kelly Osbourne, publicó en su blog que consideraba el aceite de coco como un regalo de los dioses y que por eso, lo utiliza para casi todo. El famoso Dr. Oz, ensalzó las propiedades del aceite de coco reconociendo su utilización para acelerar el metabolismo. La actriz Emma Stone declaró para la revista Vogue que, su piel se mantiene brillante y radiante gracias al aceite de coco y que al ser alérgica a gran cantidad de productos, también lo utilizaba como desmaquillante en la noche.

La lista más que incompleta sigue y sigue: Gloria Estefan, Ashton Kutcher, Zöe Kravitz, Demi Moore, Amanda Moore, Carrie Underwood, Swarovski, Doutzen Kroes, Lauren Hutton, Carolyn Murphy, Jessica Seinfeld, Shailene Woodley, Erin Heatherton, Mindy Kaling, Suki Waterhouse, Apollo Ohno, Kellan Lutz...

Es gracias a estas personas que, el aceite de coco ha podido hacerse un espacio como producto indispensable en la lista de la compra de millones de personas, ya sea para uso interno como externo.

Como acabas de comprobar, las estrellas de Hollywood y todo tipo de personas de buen estatus económico lo emplean de múltiples maneras para verse radiantes y muy saludables.

¿A qué esperas? Cosmética, alimento y medicina para el alma directamente de la madre tierra a tu hogar.

Así es que: *And the Oscar goes to...* ¡Aceite de coco!

OIL PULLING: QUÉ ES Y POR QUÉ PRACTICARLO
Encías sanas, dientes blancos, cuerpo detox

Para Cervantes, la salud se fraguaba en las oficinas del estómago. Para la ciencia milenaria del Ayurveda (la ciencia de la vida) la salud y la enfermedad, comienzan en la boca. Y es que la boca, además de ser el punto de partida del tracto digestivo, es el origen de entrada al organismo de todo tipo de bacterias dañinas para la salud.

Se dice, que hay más microorganismos en la boca humana, que personas en el planeta tierra. Dentro de ese inconmensurable mar de bacterias tal y como documenta el Dr. Bruce Fife en su libro *«Oil Pulling Therapy: Detoxifying and Healing the Body Through Oral Cleansing»*, hay más de 600 tipos diferentes. Todos poseemos bacterias beneficiosas y perniciosas en nuestra boca. Sin embargo, nuestra salud dependerá de la cantidad y el tipo predominante de bacterias que tengamos. Y es que la salud oral, ejerce un poderoso efecto en la salud general. Esto se debe a que las bacterias en la boca son capaces de migrar a cualquier área del cuerpo afectándola negativamente ya sea a nivel de piel, cerebro, articulaciones, riñones, arterias, corazón o cualquier otro órgano.

Numerosos estudios vienen demostrando por ejemplo que, las bacterias orales pueden causar o desencadenar la artritis o que los niveles altos de azúcar en sangre, estimulan el crecimiento de ciertas bacterias nocivas que se relacionan entre otras, con las enfermedades del corazón. De hecho, un estudio realizado en más de 1.300 personas durante un período de 10 años, demostró cómo las enfermedades del corazón eran tres veces más frecuentes en las personas que padecían enfermedades en las encías que en las que no.

Antes de adentrarnos en materia, comencemos por el principio. Y el principio que nos une en estos momentos, es conocer uno de los secretos de salud mejor guardados del mundo, que tiene revolucionadas a las estrellas de Hollywood. Nos referimos a la *Oil Pulling Therapy* (terapia del aceite de arrastre o empuje).

La *oil pulling therapy* (la terapia del enjuague bucal con aceite) se originó en la India gracias a la medicina ayurvédica hace más de 3.000-5.000 años. Los antiguos textos de la *Medicina Ayurvédica* afirman que el oil pulling es capaz de curar más de treinta enfermedades sistémicas y aún hoy en día, es ampliamente considerado como una poderosa herramienta para desintoxicar todo el cuerpo. La *Indian Journal of Dental Research* afirma que: «*El oil pulling ha sido utilizado ampliamente como un remedio tradicional popular en la India -sin evidencias científicas- durante muchos años para fortalecer los dientes, encías, maxilares, prevenir caries, mal aliento, sangrado de las encías, resequedad de la garganta y labios agrietados*».

Merece aclarar que, a pesar de que la ciencia no avala todos los maravillosos efectos detallados del oil pulling en los textos ayurvédicos, sí que corrobora y verifica que en la boca, ejerce una fuerte limpieza y efecto curativo. Nosotros, por nuestra parte corroboramos además que, son numerosas las personas que se han visto beneficiadas no solo con la higiene bucal sino en el más amplio sentido de la palabra en lo que a salud se refiere.

La técnica del enjuague bucal con aceite ha sido reintroducida con gran contundencia en los Estados Unidos por el Dr. F. Karach, MD en 1992 y posteriormente, por el Dr. Bruce Fife quien a través del libro mencionado con anterioridad, ha conseguido contagiar de esta maravillosa, económica, sencilla y milenaria técnica a gran parte del mundo.

Como acabamos de mencionar, la terapia no es ninguna novedad, sin embargo, en los últimos meses gracias a sus beneficios más que documentados por milenios, ha ganado credibilidad ante la comunidad científica y creado un gran revuelo en las redes sociales así como en los buscadores de Internet.

Los defensores y usuarios de la técnica, incluidos nosotros, aseguramos que enfermedades tales como sangrado de las encías, problemas de sueño, úlceras, alergias, problemas de piel, azúcar en sangre, artritis, demencia, caries, insuficiencia cardíaca, insuficiencia renal, etcétera, mejoran en sobremanera y algunas de ellas, desaparecen del todo. Por no hablar entre otras cosas de blanquear los dientes, fortalecer las uñas, el cabello y por descontado, solventar y curar llagas o cortes.

El Dr. Leslie Laing, profesor de la *Facultad de Odontología en la Universidad de Toronto* quedó asombrado con la documentación que encontró de la técnica así como con los comentarios de la misma, surgiéndole una gran inquietud: si el enjuague bucal con aceite había existido durante tanto tiempo con semejantes resultados, ¿por qué no se había estudiado en profundidad a niveles científicos?

La evidencia emergente que encontró en la literatura de que, mediante una técnica tan sencilla y un producto tan seguro como el aceite de coco se inhibieran entre otras, las bacterias asociadas a las caries, lo inspiró a comprobar si el método, era realmente capaz de aumentar el flujo de saliva e hidratar la boca en los afectados del Síndrome de Sjörgen (SS).

Los resultados fueron que, transcurridas unas semanas, pudo comprobar como la técnica causaba una gran estimulación en la producción de saliva tanto en él, como en sus pacientes con (SS). No sólo eso, si no que además observó que los dientes brillaban y sus pacientes no tenían que interrumpir el sueño durante la noche para tomarse un vaso de agua. Y por si fuera poco, en algunos de sus pacientes la disminución en los recuentos de gérmenes microbianos disminuyó en diez veces.

Si bien el número de pacientes con el que realizó las pruebas era reducido, para el Dr. Laing, los resultados fueron más que alentadores. La calidad de vida de sus pacientes, mejoró notoriamente.

Como dato curioso a tener presente a pesar de que no hace referencia a lo que aquí estamos ubicando, pero sí al empleo del aceite de coco en la salud oral, el Instituto Athlon de Tecnología en Irlanda hizo público un estudio que demuestra la efectividad del aceite de coco en la lucha contra la caries dental. Al mismo tiempo, la BBC publicaba que el aceite de Coco ataca con total eficacia la bacteria responsable de las caries.

La técnica

La técnica puede realizarse con aceites varios como lo son el de oliva o el de sésamo obteniendo buenos resultados, sin embargo, por descontado que nosotros siempre preferimos y hacemos referencia al enjuague bucal con aceite de coco. Primero, por ser con el que se obtienen mejores resultados gracias a sus maravillosas propiedades. Y segundo, por su suave y sutil sabor dulce que facilita que la técnica sea mucho más agradable que con el resto de los aceites.

El enjuague bucal, siempre se realiza en ayunas y a primera hora de la mañana ya que es cuando se producen los niveles más altos de gérmenes en nuestro organismo. El método es bien sencillo. Se colocan de 2 a 3 cucharaditas de aceite de coco en la boca o en su defecto, una cucharada sopera. Acto seguido, se mantiene el aceite en la boca a modo de enjuague bucal durante un máximo de 20 minutos. A lo largo de los 20 minutos hay que enjuagarse la boca con el aceite de coco, de manera que éste pase entre los dientes y alrededor de las encías.

No te asustes por el tiempo, 20 minutos parece mucho pero en realidad se hace muy corto si mientras te duchas, preparas la ropa o haces el desayuno.

Es posible que las primeras veces que realices la técnica te resulte un poco incómoda, tanto por los primeros instantes en los que introduces el aceite de coco en la boca debido a su textura, como por el tiempo en el que los músculos de la mandíbula han de realizar el movimiento del enjuague. Pero, ¿sabes qué?, el resultado merece la pena y es más que satisfactorio.

Por descontado que sobran las palabras al decirte, ¡no te lo tragues!

Veinte minutos es el tiempo ideal para que el aceite de coco, logre capturar y unir gran cantidad de bacterias no deseadas. Una vez finalizado el tiempo, expulsamos el aceite de coco junto con la gran cantidad de saliva que se habrá originado en un papel o directamente en la basura. Nunca en el fregadero, ni en el lavamanos ni en el inodoro. ¿Por qué? Por simple precaución. Como sabemos, el aceite de coco bajo circunstancias externas poco calurosas tiende a solidificarse y en consecuencia, podría llegar a obstruir las cañerías. Además, si deseamos ser conscientes y consecuentes con el medio ambiente, no deberíamos arrojar jamás ningún tipo de aceite al agua.

La secuencia idealmente debe repetirse de dos a tres veces al día. Siendo la de la mañana, la más importante de todas.

Cómo funciona el oil pulling y sus beneficios

Sabemos que una buena higiene bucal es imprescindible pero, ¿hasta qué punto somos conscientes de ello?, y lo más importante, ¿realmente es suficiente con las recomendaciones por parte de los dentistas?

Tanto el cepillado, el uso del hilo dental como los típicos enjuagues bucales, sólo son capaces de reducir las bacterias agresivas por un corto espacio de tiempo reduciendo las partículas que desprenden los alimentos que a su vez, sirven de alimento para las bacterias. Sin embargo, la técnica del enjuague bucal con aceite de coco, mejora una serie de condiciones de salud en general. Desde problemas en las encías, eczemas, recuperar la energía, nivelar el azúcar en sangre, blanquear los dientes, hasta curar la artritis. Todo ello, por una sencilla razón: las membranas de los microorganismos son solubles en grasa y no en agua ni en base a alcohol. Es más, queremos dejar constancia que los colutorios bucales con grandes concentraciones de alcohol, dañan las bacterias beneficiosas, por lo que lo único que causan, es más estragos en nuestra salud.

Tomando conciencia de lo que acabamos de detallar, entenderás que estamos en ligas mayores al referirnos a que gracias al enjuague bucal con aceite de coco, obtenemos una auténtica y magistral desintoxicación del organismo. Hecho, que ningún colutorio bucal en toda la historia de la humanidad, es capaz de hacer.

Al introducir el aceite de coco en la boca para realizar el enjuague y mantenerlo por varios minutos en constante movimiento, las bacterias, los virus, hongos, pus, mucosidad y otros materiales tóxicos que se esconden entre los dientes, en las grietas, en los poros, en las gomas, etcétera se adhieren al aceite de coco. Una vez se han unido al aceite de coco y son expulsados hacia al exterior, estamos escupiendo millones de bacterias y virus que podrían causar o contribuir al desarrollo de enfermedades varias, si es que se les permite su proliferación así como la invasión a otras zonas del cuerpo.

Con este simple acto, asegura el Dr. Bruce Fife, crearemos un ambiente sano en nuestra boca. Los dientes se volverán más blancos, el aliento más fresco, las encías más saludables y rosáceas, las caries y la gingivitis se reducirán drásticamente e incluso las infecciones orales graves profundamente arraigadas mejorarán en gran medida mediante la práctica diaria del enjuague bucal con aceite de coco.

En realidad, la técnica es un potente medio para eliminar todo tipo de gérmenes responsables de múltiples enfermedades y dolencias. La reducción de microorganismos en la boca mediante el enjuague con aceite de coco permite al cuerpo incrementar sus energías y sus bacterias beneficiosas. Es decir, es una extraordinaria ayuda para que nuestro sistema inmunológico, descanse. De este modo, no estará tan sobre exigido pudiendo concentrar su atención donde realmente corresponde. Es decir que, en esencia el cuerpo se sana.

Conclusión

De acuerdo a los documentos, textos, libros existentes y a las pruebas realizadas, es muy raro que se origine un efecto negativo al practicar la técnica de limpieza oral con aceite de coco. Es decir que, si llegado el momento existen evidencias y síntomas de empeoramiento al aplicar oil pulling, las circunstancias deberían desaparecer en un plazo de uno a dos días. Seamos conscientes de que hasta la fecha, no se ha reportado ni un solo efecto negativo, más bien todo lo contrario. Los escasos reportes «en contra», por llamarlo de alguna manera, hacen referencia a la incomodidad en cuanto al sabor y la textura del aceite de coco. Bien, la textura tiene fácil solución ya que una vez insertado en la boca, en menos de un minuto queda totalmente líquido. Y en cuanto al sabor, sí que es cierto que dependiendo del aceite de coco que se emplee, puede llegar a ser un tanto desagradable. Por ello, la elección de un muy buen aceite de coco, resulta clavemuy buen aceite de coco, resulta clave.

Basándonos en las evidencias científicas actuales, todavía es muy pronto como para aventurarnos a decir que la terapia del enjuague bucal con aceite de coco, es el parangón de la salud. Ahora bien, dejando de lado por un momento los pocos ensayos clínicos y demás, si nos basamos en los textos sagrados ancestrales así como en todos los aportes por partes de los cientos de miles de usuarios y experiencias personales, diremos que estamos frente a una técnica realmente eficaz. Y como tal, al igual que la gran mayoría de las prácticas saludables que fomentan la salud, el oil pulling, tiene que ser parte real de un estilo de vida y no algo esporádico que se realiza de vez en cuando, o se prueba durante una o dos semanas y después, si te he visto no me acuerdo.

Como hemos podido comprobar, los ecosistemas bacterianos de boca e intestinos son realmente complejos. Con ello, queremos transmitirte mediante un ejemplo que, por mucho que introduzcas bacterias beneficiosas en el intestino para su buen funcionamiento, o realices la terapia del enjuague bucal con aceite de coco, de poco servirá si tu estilo de vida no va acorde al esfuerzo que estás haciendo por recuperar la salud, es cuestión de días que los beneficios obtenidos, desaparezcan.

Médicos naturistas, acupuntores, nutricionistas holísticos, terapeutas, incluso un amplio sector de médicos alópatas con mentes más abiertas y flexibles, suelen estar muy bien informados en como desintoxicar un cuerpo. Son años en los que, nosotros sin ir más lejos recomendamos el aceite de coco como parte global para mejorar la salud de nuestros pacientes, familia, amigos, clientes y mascotas.

Por su parte, el dentista biológico Dr. Biles en Santa Cruz, anima a sus pacientes a utilizar el aceite de coco en su salud oral e incluso ofrece material de lectura en la sala de espera para que los pacientes conozcan y aprendan acerca de las maravillas del pulling con aceite de coco.

Seamos bien honestos, está claro que el enjuague bucal con aceite de coco es sólo una parte del rompecabezas llamado salud. Por eso mismo, merece la pena que adoptes esta divina y sencilla técnica llena de magia en tu rutina diaria.

Las sorpresas, están más que garantizadas.

II PARTE

Uso terapéutico del aceite de coco

ALZHEIMER Y ACEITE DE COCO
14 factores a tener presentes

Antes de profundizar en cómo frenar y revertir el alzhéimer mediante el aceite de coco, como así lo demuestran a diario entre otros el caso de la doctora Mary Newport, es necesario que entendamos que esta enfermedad de los tiempos modernos en los que vivimos, conlleva una degeneración de las células del cerebro. Esta degeneración se traduce en una pérdida progresiva de las facultades intelectuales que a su vez, llevan a un estado de demencia, la locura. La degradación de la memoria, la confusión mental, incapacidad de expresar con claridad, violencia, ciertas formas de inconsciencia del entorno, incluso un comportamiento de inocencia próximo al de un niño son algunos de sus desencadenantes.

Por ello, resulta imprescindible establecer algunos conceptos básicos con respecto a esta enfermedad.

• **Uno**: la enfermedad de *Alzheimer* es la forma más común de demencia. Aproximadamente 29 millones de personas en todo el mundo tienen ahora alzhéimer. Los expertos esperan que, a medida que la población vaya envejeciendo, el alzhéimer se convierta en una catástrofe de salud pública a nivel mundial.

• **Dos**: la enfermedad de alzhéimer no es la única causa de la demencia. La demencia vascular causada por la obstrucción de las arterias que van al cerebro es el segundo tipo más común. Otras formas de demencia son la demencia provocada por un accidente cerebrovascular, frontotemporal o la de los cuerpos de Lewy.

• **Tres**: alzhéimer es el nombre que recibe la enfermedad descubierta por del Dr. Alois Alzheimer en 1906. El Dr. Alois, descubrió al examinar una mujer de 55 años que había muerto de una enfermedad mental inusual que, en su tejido cerebral se habían producido cambios. Los síntomas del alzhéimer incluyen; pérdida de memoria, problemas de lenguaje así como un extraño comportamiento.

• **Cuatro**: las anomalías encontradas por el Dr. Alzheimer al examinar el cerebro eran que, ciertas partes del cerebro estaban totalmente cubiertas por placa pegajosa hecha de proteína beta-amiloide y ovillos neurofibrilares que, son paquetes de terminaciones nerviosas degeneradas y desordenadas. A medida que las placas amiloides y los ovillos neurofibrilares crecen, las neuronas (células nerviosas del cerebro) pierden su capacidad de comunicación y comienzan a morir.

• **Cinco**: el alzhéimer por lo general se desarrolla en personas mayores de 65 años. Pero hoy día, existe un gran porcentaje de población que incluso con 30 años edad empiezan a tener los primeros síntomas.

• **Seis**: el riesgo de desarrollar la aparición tardía de alzhéimer se incrementa por el factor genético del gen de la apolipoproteína E (APOE) encontrado en el cromosoma 19. Sin embargo, aunque usted posea dicho gen, no tiene por qué desarrollar dicha enfermedad.

• **Siete**: la enfermedad de alzhéimer progresa por etapas. En la primera etapa (leve), los pacientes presentan pérdida de memoria, problemas de lenguaje, cambios de personalidad, falta de concentración, disminución del juicio. Esta etapa suele durar uno o dos años. En la segunda etapa (moderada), los pacientes están desorientados, tienen graves problemas de memoria, insomnio, agresividad, agitación, pueden necesitar ayuda con las tareas del día a día. Tiene la misma duración que la etapa uno. En la etapa 3 (grave), los pacientes ya no pueden reconocer a las personas, tienen dificultades al hablar y eventualmente pueden estar postrados en cama. Esta etapa puede durar cerca de seis años. El promedio de vida del paciente una vez es diagnosticado en esta etapa es de aproximadamente 8,2 años de vida.

• **Ocho**: nos atrevemos a decir que la causa del alzhéimer viene condicionada por una serie de factores medioambientales, así como a una predisposición genética, a la ingesta de alimentos procesados, pesticidas, contaminación eléctrica, obesidad, hipertensión, anomalías en la sangre, etcétera. En general a un estilo de vida en el que hay una incapacidad crónica de aceptar.

• **Nueve**: el hipocampo queda afectado por las placas y ovillos. Hecho que se traduce en la incapacidad de almacenar y recuperar la memoria. Los estados de ánimo quedan alterados.

• **Diez**: la enfermedad de alzhéimer está fuertemente vinculada con el estrés oxidativo. Por lo general, los cerebros afectados con alzhéimer tienen una débil protección antioxidante contra los ataques de los radicales libres.

• **Once**: el alzhéimer está asociado a la inflamación. Los marcadores elevados de inflamación pueden ser buenos indicadores de la enfermedad.

• **Doce**: el alzhéimer también está asociado con la homocisteína que es un aminoácido producido por el cuerpo. Los niveles altos de este aminoácido pueden llegar a dañar el hipocampo y aumentar la inflamación.

• **Trece**: el sistema médico sanitario está de acuerdo en que los medicamentos recetados para la enfermedad de alzhéimer tan sólo sirven a lo sumo, como una pequeña ayuda en algunas personas y siempre por tiempo limitado. Nada más.

Todos los medicamentos para tratar el alzhéimer tienen efectos secundarios peligrosos que irónicamente pueden imitar los síntomas de la enfermedad, tales como depresión, cambios de humor, confusión y alucinaciones.

• **Catorce**: el alzhéimer se puede revertir. Nunca hay que resignarse al protocolo médico estándar. Lo único que tiene que hacer es acompañarnos en este maravilloso viaje.

Dra. Newport revierte el Alzheimer con aceite de coco en 37 días

He aquí, un breve resumen de una historia de amor. Un relato de amor protagonizado por la Dra. Mary Newport, quien se negó a darse por vencida y ver cómo su marido (Steve Newport) se desvanecía sin luchar consumido día tras día por el alzhéimer.

Todo comenzó cuando Steve, un contador público empezó a tener problemas para organizar su trabajo de contabilidad. Empezó a aplazar las tareas cada vez más y más, y cuando se decidía a hacerlas, se equivocaba. Su mente comenzó a volverse difusa, olvidaba dónde dejaba las cosas, sus citas, etcétera. Por primera vez a lo largo de su vida laboral, realizó errores en la nómina, incluso se saltó la fecha límite del pago de impuestos. Finalmente Steve, al darse cuenta de que algo andaba mal, cayó en una depresión. Ante la duda, se le practicó un MMS (Mini Mental Status Exam - Mini Examen del Estado Mental) arrojando un nivel de demencia leve. Recetado por el neurólogo, Steve empezó a tomar Aricept, Exelon y Namenda. Nada parecía ayudarle. Dejó de cocinar, se saltaba las comidas, no sabía utilizar la calculadora, ni siquiera sabía realizar una sencilla suma. El hombre dinámico a quien le encantaba cocinar para su familia e ir en kayak había desaparecido. En su lugar, un alma en pena vagaba sin rumbo ni destino por la casa con un solo zapato. A veces, ni siquiera era capaz de reconocer a su familia. La Dra. Newport, con el corazón carcomido por el dolor, la tristeza y la impotencia, escribió en su diario: *«Para mi es una pesadilla ver su deterioro y no poder hacer más que observarlo».*

En agosto de 2007, Steve dejó de comer. En aquel preciso instante Mary, supo que debía tomar medidas drásticas. Pero, ¿qué más podía hacer? La Dra. Newport, trató de inscribir a su marido en ensayos clínicos de medicamentos experimentales, pero nadie quería llevar su caso. Su condición de demencia, era grave. La resonancia magnética dio como resultado que su hipocampo se había marchitado, los lóbulos frontal y parietal de su cerebro estaban fuertemente dañados.

En mayo de 2008, Mary trabajó hasta bien entrada la noche investigando acerca de los fármacos experimentales. Sorprendida y llena de esperanza, descubrió que la mitad de los pacientes que habían sido tratados con un nuevo fármaco, ¡mostraron mejoras en la memoria! Hay que poner énfasis en que, la mayoría de las drogas que se recetan nunca hablan de mejoras, solo hacen referencia a frenar la progresión de la enfermedad. Al profundizar, se dio cuenta de que el ingrediente principal del fármaco eran los triglicéridos de cadena media TCM, acrónimo en inglés: MCT - medium chain triglycerides. Finalmente, su desesperación, se transformó en inspiración.

La Dra. Newport, sin nada que perder, se dirigió a comprar un frasco de aceite de coco virgen extra no hidrogenado. El aceite de coco, está compuesto por un 60% por ácidos grasos de cadena media (en inglés: MCFA - medium chain fatty acids y, en español ACGM). Un importante concepto a tener presente es que, el aceite de MCT deriva de la semilla de palma o palmiste, y no del aceite de coco o de palma como gran número de personas cree.

A la mañana siguiente, la Dra. Newport añadió dos cucharadas soperas de aceite de coco a la avena del desayuno de Steve. Posteriormente llevó a su marido a su segunda cita médica y selección, para efectuar el mismo Mini Examen del Estado Mental tras la fallida prueba del día anterior. Los resultados fueron sorprendentes. Steve, obtuvo una puntuación muy por sobre lo que necesitaba para entrar a formar parte del grupo para el estudio de la nueva vacuna.

La Dra. Newport, quedando muy sorprendida con lo sucedido se preguntó: *«¿será sólo cuestión de buena suerte?, ¿serán mis plegarias que han sido escuchadas?, ¿será el aceite de coco?».* Y pensó: *«bien, continuemos con el aceite de coco a ver qué pasa».*

¡El milagro había ocurrido! El cerebro de Steve se iluminó de nuevo como una bombilla. Cada mañana, Mary le daba aceite de coco y cada día su marido mostraba notables mejorías. Al quinto día, su buen humor había vuelto. Steve empezó a mostrar tanto progreso físico como intelectual. La niebla mental se disipaba.

Los relojes de Steve

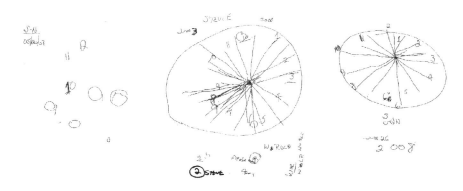

Día antes del aceite de coco   Dos semanas con aceite de coco   Treinta y siete días después

La solución en una cuchara

El aceite de coco es un superalimento con propiedades y resultados extraordinarios, por no decir milagrosos. Es importante dejar constancia de que el eficaz funcionamiento del aceite de coco en nuestro organismo, tiene una sólida base científica y como tal, hay que comprenderla. Para ello, primero definamos el alzhéimer como si se tratara de un tipo de diabetes del cerebro. Un proceso que del mismo modo que otras muchas enfermedades, requiere al menos de 10 a 20 años antes de que se presenten los primeros síntomas. Síntomas que son bien parecidos a la diabetes tipo 1 y 2. Y es que, al igual que la diabetes tipo 1 o tipo 2, se desarrolla un problema con la insulina, responsable ésta de impedir que las células del cerebro se nutran de su principal combustible, la glucosa.

Es posible que te sorprenda saber que el cerebro es el órgano más activo a nivel metabólico del cuerpo. Tan sólo ocupa un dos por ciento de la masa corporal, sin embargo, representa el 20% del total de la tasa metabólica del organismo. Para poner en marcha toda esta increíble actividad, el cerebro necesita gran cantidad de combustible. Si el cerebro está sano utiliza el combustible a partir de la glucosa, un azúcar en sangre. Pero esto de que el «cerebro sólo puede utilizar glucosa» para su buen funcionamiento, no es del todo cierto como ya se expuso en su momento. Y aquí es, en este preciso punto, donde se produce el problema en las personas que sufren de alzhéimer pues al no disponer del suministro constante de glucosa, las neuronas del cerebro comienzan a morir.

Afortunadamente, el aceite de coco, es una grasa saturada que posee el don de metabolizarse en energía en el hígado. Esta transformación de energía se convierte en combustible de alta calidad para el cerebro gracias a las Ketones, cetonas. Esas cetonas, pueden ser utilizadas por algunos órganos del cuerpo humano como el corazón o el cerebro.

En 2001, el Dr. Richard L. Veech y colaboradores, del «*National Institutes of Health*» (NIH), publicaron un artículo titulado *«Ketone bodies, potential therapeutic uses»*. («Potenciales usos terapéuticos de los Cuerpos Ketonicos»). En 2003, George F. Cahill, Jr. y Richard Veech escribieron «*Ketoacids? Good Medicine?*» («¿Cetoácidos? ¿Buena medicina?»), y en 2004, Richard Veech publicó una reseña de las implicaciones terapéuticas de cuerpos cetónicos. Por descontado que este material no se encuentra en la literatura médica popular y menos aun en la que lee el público en general. Es muy improbable encontrar estas referencias a menos claro está, que se esté investigando este tema específicamente.

¿Recuerdas la famosa dieta Atkins? Su objetivo es restringir el azúcar en el cuerpo así como los alimentos que producen azúcar al ser digeridos, es decir, los carbohidratos. Y al mismo tiempo aumentar en sobremanera la ingesta de grasas. De este modo se obliga al cuerpo a entrar en un estado natural de cetosis en el que, en vez de utilizar los carbohidratos como energía, utiliza la grasa como combustible. Es mediante este estado de cetosis que, los cerebros dañados por alzhéimer y otras enfermedades degenerativas, obtienen un combustible alternativo que sí pueden utilizar con total normalidad dando lugar a la mejora de la enfermedad.

Ahora bien, del mismo modo que la ingesta de aceite de coco resulta vital para la recuperación del alzhéimer, también lo es, como acabamos de mencionar, eliminar todos aquellos alimentos y bebidas que al metabolizarse, se transformen de manera rápida en glucosa (comida procesada, azúcares, alcohol, pan, arroz blanco, pastas, féculas...). El objetivo principal es forzar al organismo a utilizar la grasa como fuente principal de energía pudiendo así nutrir los distintos órganos. Y la alta calidad de la grasa del aceite de coco es una gran aliada para el alzhéimer por sus TCM.

Podemos afirmar que el aceite de coco, es un gran elixir de vida.

¿Aceite de coco o aceite de TCM?

Tanto el aceite de TCM como el de coco, poseen un denominador en común: los triglicéridos de cadena media. Y como ya sabemos, el hígado es capaz de convertir los TCM en cuerpos cetónicos. Dicho en otras palabras, energía de alta calidad para el cerebro. Ahora bien, ¿qué opción es la correcta cuando referenciamos enfermedades neurodegenerativas como el alzhéimer?, ¿cuál es mejor para mantenernos saludables?

La lógica para contestar a estas preguntas nos dice que, ya que los TCM son altamente saludables, cuántos más, mejor, ¿verdad? Y en este caso, la mejor opción según la propaganda del mercado, sería el aceite de TCM por su elevado contenido en ácidos grasos de cadena media, o en su defecto, es lo que nos hacen creer. La lógica empieza a desmoronarse en el momento en que comparamos el aceite de coco con el aceite de TCM. Primero, porque a pesar de que el aceite de coco al que hacemos referencia (virgen y exento de químico alguno) lleve un proceso de refinamiento para su extracción totalmente inocuo y benigno, el aceite de TCM, no. Este pequeño detalle de por sí, ya debería ser un contundente hecho. Pero además, si supuestamente el aceite de TCM es un aceite fraccionado de todos los TCM del aceite de coco, ¿cómo se explica que el ácido láurico, el ingrediente estrella del aceite de coco presente en su composición en un 48-50%, ni tan siquiera exista en el aceite de TCM o si aparece, esté en cantidades ínfimas? La respuesta es bien sencilla, porque no es un aceite fraccionado. Si lo fuera, el ácido láurico, aparecería incluso en mayor porcentaje que en el aceite de coco. Así de simple y así de claro.

Por sorprendente que nos pueda parecer a simple vista la cuestión, no lo es. Sigamos. El ácido láurico, es muy cotizado en el mercado mundial entre otras cosas, por ser un poderoso agente antimicrobiano de gran espectro que se utiliza en la conservación de alimentos, medicamentos y nutracéuticos. Entonces, ¿qué hacen con los TCM restantes una vez han aislado el valiosísimo ácido láurico? La respuesta es sencilla. ¡Comercializarlos bajo el nombre de aceite de TCM!

El aceite de TCM por norma general sólo contiene ácidos grasos capra C6-ácido caproico, C8-ácido caprílico y C10-ácido cáprico, que si bien están presentes en el aceite de coco, estos se encuentran en mayor porcentaje en otras fuentes de la naturaleza, como por ejemplo la leche de cabra y sus derivados. De ahí, el nombre de «capra», que significa cabra. Estos ácidos grasos tienen propiedades y características únicas, pero ni por asomo son la mejor opción, sólo son diferentes. Y cabe recordar, que estamos hablando de un producto altamente refinado.

Realizada esta importante aclaración, y en el caso de que la persona Realizada esta importante aclaración, y en el caso de que la persona tolere bien este tipo de sustancia, es posible que el cuerpo responda mejor a la fusión de ambos haciendo que el organismo funcione aun con mayor efectividad. En el caso de que la persona tolere los dos suplementos, la mezcla de ambos hará que el nivel de cetonas en el organismo sea mayor y más constante. La Dra. Newport sugiere una fórmula en la que mezcla 16 onzas de aceite de MCT, más 12 gramos de aceite de coco. Experimentar, será la respuesta para ver que opción es la más adecuada para cada persona.

A sabiendas de que el reto es mantener estables los niveles de cetonas, decretamos sin titubear bajo nuestra humilde opinión y experiencia en consulta, que el aceite de coco en grandes cantidades siempre será la mejor opción con respecto al aceite de TCM por todo lo anterior detallado.

Está claro que, la divina maquinaria de nuestra especie, ha sido programada por la evolución para cambiar el uso de combustibles durante la inanición cuando las reservas de glucosa se han agotado. Y aquí es, sin lugar a dudas, como hemos comprobado con cientos de personas, donde las cetonas obtenidas a partir del aceite de coco, ofrecen una auténtica esperanza para revertir los procesos de alzhéimer y otras muchas enfermedades.

CÁNCER Y ACEITE DE COCO
Frenando el desarrollo de células cancerígenas

El cáncer, está considerado dentro de las cinco pandemias más letales en los tiempos en que vivimos. No es de extrañar, si nos remitimos a la toxicidad en la que estamos inmersos tanto a nivel alimentario, aire, agua, etcétera como también a nivel de estrés y pensamiento. Los números según las estadísticas, hablan por sí solos. Millones y millones son las personas en todo el mundo que mueren de cáncer. Una incidencia que, trágicamente aumenta sin cesar año tras año.

Inevitable resulta comentar que, la supuesta guerra contra el cáncer por parte del sistema, es un absoluto y contundente fracaso. Su prevención y su tratamiento, caen en un pozo sin fondo. La buena noticia es que a partir de ahora, por el simple hecho de leer este capítulo, pasarás a estar muy lejos de caer en las garras del sistema en lo que respecta al cáncer. Simplemente, porque te situarás con un mayor conocimiento al respecto y podrás tomar el control así como las riendas de tu salud.

Si bien este libro no pretende ser un manual contra el cáncer ni mucho menos, sí que aclara algunos conceptos erróneos que hay del mismo y en consecuencia, los reconduce hacia el entendimiento así como la comprensión del decisivo papel que desempeña el aceite de coco frente al cáncer.

Por mucho tiempo se ha creído y se sigue creyendo según la teoría de los genes que, el cáncer es hereditario, es decir, que nuestros genes nos predisponen a él. Y esto no es cierto. La mayoría de nosotros heredamos genes que nos previenen del cáncer. A sabiendas de ello, que pasa, si por un momento, aceptas la posibilidad de que el cáncer se puede clasificar como un desequilibrio metabólico mitocondrial. Dicho en un lenguaje más entendible, que pasaría, si aceptas la teoría de que el cáncer, es un desajuste en las células provocado por factores que van desde una amplia variedad de circunstancias ambientales, a toxinas, patrones mentales, etc...

Aceptando esta posibilidad, entonces, entramos en una direccionalidad en la que resulta indispensable prestar enorme atención a lo que realmente necesitan nuestras células para así recomponer el daño energético mitocondrial en la célula (el principal generador de energía en las células) y el origen de la gran mayoría de los tipos de cáncer. Y es que, si anteriormente nos hemos atrevido a que aceptes esta posibilidad, es por que dejó de serlo hace largo tiempo convirtiéndose en una gran realidad. Está más que demostrado que lo aquí expuesto, es el motivo por el cual se originan casi todos los cáncer.

Estudios como los del Dr. Thomas Seyfried, uno de los principales investigadores académicos y pioneros en el tratamiento del cáncer por medio de la alimentación demuestran en sus más de 150 artículos científicos y docenas de libros que una correcta dieta altamente restrictiva en carbohidratos simples, muy baja en proteína de alta calidad y muy rica en vegetales saludables y grasas, es crucial para matar de hambre a las células carcinógenas. Es lo que llamaríamos una dieta cetogénica, en la que se reduce drásticamente la glucosa, fructosa y la glutamina por parte de los alimentos en el organismo.

Nuestra recomendación, es que, en el caso de existir cáncer y a pesar de que la dieta cetogénica recomienda reducir en sobremanera las proteínas aunque sean de alta calidad, nosotros somos partidarios de que se supriman por completo, simplemente porque acidifican el pH de la sangre, y por ende, ayuda a la supervivencia de las células cancerígenas, las cuales son incapaces de proliferar en un pH alcalino. De ello dejamos constancia en el libro *Tu salud en los nuevos tiempos*, (Ediciones Obelisco).

Continuando en materia diremos que, comer grasas saludables nunca ha sido malo para nuestro organismo. El hecho, es que probablemente hayas escuchado algunas recomendaciones con respecto al consumo de grasas. En la actualidad, médicos, nutricionistas y todo tipo de trabajadores de la salud pública siguen recomendando mantener un consumo de grasas saturadas por debajo del 10 por ciento o en su defecto, suprimirlas del todo. Y en cuanto a los carbohidratos según sus afirmaciones, deben estar presentes en un 60 por ciento de la alimentación a diario. Una auténtica aberración. De ahí entre otros muchos factores, la pandemia del cáncer, diabetes, obesidad y otras muchas enfermedades degenerativas. No nos cansaremos de repetir que es todo lo contrario. Con el fin de optimizar la salud, es necesario ingerir grandes dosis de grasas saludables. Y una de las mejores a escoger que además, ejerce un gran efecto reconstituyente y alcalinizante del organismo es el aceite de coco. El aceite de coco, no solo protege contra el cáncer si no que es capaz de hacer frente a distintas formas de éste, como por ejemplo: el cáncer de mama, de colon, de estómago, tumores cerebrales, melanomas, etcétera.

Comprendamos que las investigaciones más fidedignas con respecto a los maravillosos beneficios del aceite de coco se están realizando en su gran mayoría en los países productores de coco. Está claro que, ninguna empresa farmacéutica en EE.UU., ni en el resto del mundo occidental, gastaría grandes cantidades de dinero investigando productos que se encuentran en la naturaleza y que no se pueden patentar. Como en este caso, el extraordinario elixir de vida que se extrae de los cocos, nos referimos claro está, al aceite de coco.

¿Cómo combate el aceite de coco el cáncer?

Los múltiples estudios vienen demostrando por varias vertientes que el aceite de coco es un gran protector contra el cáncer. Los AGCM presentes en el aceite de coco poseen la propiedad de inhibir y revertir el crecimiento tumoral. Es más, los AGCM estimulan la producción de las células blancas T (linfocitos) en la sangre que son las encargadas de atacar y eliminar todo tipo de invasores en nuestro organismo, incluyendo claro está, las células cancerosas.

Pruebas tan irrefutablemente contundentes como las publicadas en la revista *Lipids in Health and Disease*, en las que se evaluó a 60 mujeres con cáncer estadio III y el cáncer de mama en estadio IV, nos dejan ver claramente el beneficioso impacto del aceite de coco en la salud. De las sesenta mujeres, treinta fueron suplementadas con aceite de coco de alta calidad y las otras treinta no. El grupo de las mujeres que ingirieron aceite de coco mostraron mejoría en su sexualidad, menos cansancio, mayor apetito, menos problemas relacionados con el sueño, una gran reducción de los efectos secundarios de la quimioterapia y lo más importante, mejoró su esperanza así como su calidad de vida con respecto de las que no ingirieron aceite de coco.

Y lo mismo sucede con las numerosas investigaciones realizadas por ejemplo en lo que respecta al cáncer de piel. El aceite de coco detiene y revierte la progresión del melanoma. Recapacitemos un poco y pensemos que, tradicionalmente, nunca en la historia de las islas del Pacífico se han preocupado por el cáncer de piel. Simplemente porque es inexistente. Sus habitantes se aplican aceite de coco por todo el cuerpo a sabiendas de que su piel permanece todo el día bajo el sol. Todos ellos gozan de pieles sanas y hermosas. Son miles de años que llevan haciendo esto y nunca han caído víctimas de un cáncer de piel. El sol nunca ha sido el culpable de provocar cáncer de piel, sino más bien todo lo contrario. Son los productos químicos que aplicamos a diario en nuestras pieles, la ausencia de sol y algún otro factor del que ahora mismo no merece la pena entrar en detalles, los causantes de melanomas así como de otro gran número de enfermedades.

Nosotros, mediante nuestra labor, hemos comprobado todo lo aquí detallado. Es más, hemos guiado a cientos de personas con todo tipo de cáncer en estados realmente avanzados, especialmente de mama y tumores cerebrales que, tras haber adoptado una correcta dieta y orientación junto con el consumo de grandes dosis de aceite de coco, han remitido su tumor por completo y lo que es más importante, la gran mayoría de ellas, sin necesidad de someterse a ningún tratamiento invasivo.

Adoptar un estilo de vida saludable lejos de los parámetros establecidos tanto por la industria alimentaria como por el sistema médico, realizar tu propia investigación al respecto y tomar el control de tu salud y la de tu familia, son claves para darse cuenta que: tomar largos baños de sol, llevar una dieta equilibrada, dormir bien, meditar, hidratarse bien, realizar ejercicio de forma regular, ayunar intermitentemente, ser feliz con lo que uno hace, lo que dice y lo que es, son algunos de los alicientes básicos para una vida en armonía.

El uso del aceite de coco significa un antes y un después no sólo en la prevención y en la cura del cáncer sino en todo tipo de enfermedades infecciosas, problemas de hígado, problemas renales, mal de Crohn, problemas vesícula biliar, fibromialgia, desnutrición, diabetes, obesidad y un largo etcétera. Y por si ello fuera poco, en el caso de estar aplicándose otros tratamientos en la lucha contra el cáncer, el aceite de coco puede marcar la diferencia con respecto a la eficacia de estos mismos.

Así es como capítulo tras capítulo, el ancestral aceite de coco nos muestra el porqué de su más que bien merecido reconocimiento actual.

Aceite de coco: el aceite del s. XXI.

CANDIDIASIS CRÓNICA Y ACEITE DE COCO
Cándida Albicans: la invasora silenciosa

La *Candida albicans* es una levadura que ha convivido con nosotros desde el principio de los albores sin causar problema alguno en nuestra salud. La *Cándida*, forma parte de las levaduras y hongos que todos poseemos en nuestros cuerpos. Por norma general, esta levadura queda exenta de emitir daño alguno ya que nuestras bacterias o microorganismos beneficiosos se encargan de equilibrar este tipo de organismos para que no crezcan fuera de control y puedan causar estragos en nuestra salud. Un sistema inmunitario fuerte y una buena ecología en nuestros intestinos son suficientes para mantener a raya a la *Candida albicans*.

Ahora bien, el problema ha llegado en el momento en que nosotros, como seres humanos, hemos modernizado nuestra alimentación, embrutecido el aire, contaminado el agua, multiplicado por mil el estrés, ingerido todo tipo de antibióticos, etcétera. En ese preciso instante, es donde la *Candida albicans* ha aprovechado para proliferar implacablemente fuera de control alguno, colocando en jaque a nuestros organismos y nuestros sistemas inmunitarios causando gran variedad de síntomas como: retención de peso, vaginitis, trastornos intestinales, problemas oído, molestias oculares, irritación nasal, picazones, úlceras bucales, tiña, problemas de tiroides, anemia, acidez, somnolencia, dolor de cabeza, depresión, alteración sistema nervioso, caída y debilitamiento cabello y uñas, etcétera

Los problemas relacionados con levaduras como la *Candida albicans*, ocurren en todo tipo de personas, edades y sexos. Sin embargo, existe una tendencia muy superior en las mujeres a desarrollar dichos trastornos.

En España, en el 2005, eran miles y miles por no decir, cientos de miles las personas que padecían dicha dolencia. En Estados Unidos en la actualidad, tras recientes estudios de la Universidad de California se estima que dicha levadura, afecta a una de cada tres personas. Y en Chile, las cifras prácticamente igualan a las de los ciudadanos de EEUU. Datos realmente alarmantes.

Este tipo de levaduras se nutren exclusivamente de tejidos muertos y azúcares contenidos en los alimentos. No existe medicamento, pastilla o píldora mágica alguna para erradicar las molestias producidas por un crecimiento descontrolado de la Cándida, más que una estricta y correcta alimentación. Así lo venimos demostrando por largo tiempo dejando constancia de ello en el libro: *Tu salud en los nuevos tiempos* (Ediciones Obelisco) donde se le dedican varios capítulos a cómo hacer frente a la candidiasis crónica. La clave del éxito, eliminar drásticamente la fuente de alimento de la *Candida albicans*. Una candidiasis mal tratada, monopoliza rápidamente todos los sistemas corporales, desde el tracto digestivo, a los pulmones, glándulas, cerebro, médula espinal, sistema nervioso..., y ésta, frecuentemente suele ser causa importante de muerte, sobre todo en lo que referencia al cáncer.

Y, ¿cómo puedo saber si tengo candidiasis? La respuesta es sencilla, un buen profesional de la salud, la detectará de manera rápida y sencilla. Podemos dar fe de ello, en cuestión de segundos es fácil saber si la persona padece o no de Candida albicans, tanto por las señales de su cuerpo, como por algunos tests realmente contundentes a la hora de su detección.

A continuación, detallamos algunos pequeños conceptos que pueden llegar a esclarecer si usted padece o no, de candidiasis crónica:

• Siento malestar general como por ejemplo dolor de cabeza, molestias oculares, dolor muscular, etcétera, sin embargo, la causa no puede ser detectada. Los diferentes tratamientos que he realizado, no me han servido de nada.

• He ingerido en numerosas ocasiones antibióticos de amplio espectro.

• He consumido alimentos que contienen levaduras y azúcar.

• Tengo fuertes deseos de comer dulces, carbohidratos, bebidas azucaradas, jugos de frutas dulces, alcohol... Siento que cuando los ingiero me siento bien pero después los síntomas empeoran.

• Tengo síntomas de hipoglucemia.

• He tomado pastillas anticonceptivas u otros medicamentos corticosteroides.

• He tenido múltiples embarazos.

• Sufro de síntomas persistentes que involucran mi sistema digestivo y nervioso.

• He tenido infecciones vaginales, tensión premenstrual, irregularidades en la menstruación, prostatitis, impotencia...

• Mi cabello se cae con facilidad y mis uñas se han debilitado en sobremanera.

• Me siento incómoda en los días húmedos o lugares con humedad.

• Me molestan los olores con gran facilidad...

Los tests a los que hacemos referencia, ubican estos y otros muchos conceptos que son de gran ayuda en la detección de la candidiasis crónica.

Todos, o casi todos en algún momento de nuestras vidas hemos utilizado antibióticos con el fin de solventar algún problema de salud. Y este, es un punto a considerar ya que, el uso de antibióticos, es uno de los factores más determinantes en el desarrollo y proliferación de la *Candida albicans*. El motivo es porque, los antibióticos suprimen el sistema inmunológico eliminando las bacterias beneficiosas de nuestro tracto intestinal, que son las responsables de impedir el crecimiento de la Cándida. Además, si a esto le sumamos que el embarazo y el uso de píldoras anticonceptivas son responsables de múltiples cambios hormonales que fomentan el crecimiento excesivo de la Cándida, obtendremos la combinación perfecta para su rápida y arrasadora proliferación.

Cándida Albicans: un círculo vicioso

El real problema al que nos enfrentamos hoy día con la *Candida albicans* es que, los antibióticos, las hormonas y otras muchas sustancias perjudiciales se encuentran ampliamente presentes en nuestros alimentos, además claro está, de en todas las prescripciones médicas. De ahí su rápido crecimiento. Es más, su proliferación, sirve para ayudar al cuerpo a evitar crisis tóxicas de mayor envergadura. Si nos fijamos, podremos observar que los problemas que acarrea su crecimiento y expansión, desaparecen cuando el cuerpo se desintoxica por sí mismo. Es decir, que la Cándida no vive para dañar el cuerpo.

Como ya hemos mencionado, un sistema inmune fuerte, es capaz de controlar y defenderse de los gérmenes. Un sistema inmune débil, ya no puede hacer frente a estos organismos que aprovechan para multiplicarse rápidamente e invadir los tejidos y órganos del cuerpo causando infecciones de todo tipo. Y cuando la persona vuelve a ingerir antibióticos para liberarse de estas infecciones, el pez, vuelve a morderse la cola. El ciclo comienza de nuevo quedando atrapado en un círculo tóxico lleno de enfermedad se mire por donde se mire.

La buena noticia, es que a pesar de que deshacerse de la Cándida y restaurar el correcto equilibrio floral en el tracto intestinal no es tarea fácil, mediante un enfoque multidimensional se logra matar, revertir, armonizar y controlar la levadura. Y aquí, es donde el delicioso aceite de coco hace su aparición estelar. Sus ácidos grasos de cadena media resultan altamente eficaces y letales para matar no sólo a la proliferación de Candida albicans descontrolada, sino a todo tipo de microorganismos que puedan resultar perjudiciales para nuestra salud. Tal es su contundencia a la hora de exterminarlos que, es necesario realizar una pequeña aclaración al respecto. Y es que, cuando la muerte de la levadura ocurre demasiado rápido puede causar un efecto «die-off». A esta reacción se la conoce comúnmente bajo el nombre de Herxheimer, que es ni más ni menos, la muerte súbita de microorganismos y la absorción de grandes cantidades de toxinas expulsadas por parte de la levadura, partículas celulares y antígenos que, en ocasiones pueden producir síntomas de empeoramiento antes de la recuperación.

Estas toxinas llamadas acetadehyde, gliotoxinas, etcétera producen en el organismo efectos muy parecidos a los de una resaca de alcohol. Dichas toxinas son dificultosas de eliminar de manera que crean radicales libres debilitando al organismo. De ahí que, la persona que padece de Cándida, sufra de infecciones frecuentes y que por este mismo motivo, resulte tan complejo ganarle la batalla a una infección por levaduras.

El letal aceite de coco contra levaduras y hongos

Existen evidencias más que significativas así como una buena investigación científica al respecto que demuestran la contundente y eficaz capacidad de exterminar la *Candida albicans* por parte de los ácidos grasos de cadena media presentes en el aceite de coco. El ácido caprílico, es uno de los ácidos grasos presentes en el aceite de coco que se ha utilizado durante largo tiempo en la lucha contra todo tipo de infecciones provocadas por levaduras. Doctores como William Crook, informan abiertamente del éxito obtenido en erradicar las infecciones por hongos y levaduras empleando el ácido caprílico, sobre todo en pacientes que ya no toleran los fármacos antifúngicos.

En el aceite de coco además, también se encuentran otros dos ácidos grasos de cadena media con sendas investigaciones al respecto, el ácido cáprico y el láurico. Universidades como la de Islandia, han demostrado que el ácido cáprico, es capaz de desintegrar la membrana protectora de los organismos patógenos, dichos en otras palabras, los mata. Y por otro lado, tenemos el ácido láurico, al que le hemos dedicado todo un capítulo del presente libro por ser éste, -incluso en concentraciones más bajas y con infecciones adquiridas por largo tiempo-, es decir, enfermedades de mayor grado, el más activo en la exterminación de la Cándida.

Queremos resaltar que, los fármacos antifúngicos comunes de poco sirven en la lucha contra la Cándida como así lo venimos demostrando día tras día en consulta. Éstos, hacen que las levaduras se vuelvan más y más resistentes empeorando la situación. Lo que aquí ubicamos como advertencia, también lo corroboran los estudios realizados en Nigeria en 2007 por el Departamento de *Microbiología Médica y Parasitología, University College Hospital*, Ibadan, donde remarcan la resistencia por parte de las levaduras tanto a los antibióticos como a los antifúngicos llegando a la contundente conclusión de que: *«Es de destacar que el aceite de coco es muy superior en efectividad en comparación con los antifúngicos y debe ser utilizado en el tratamiento de infecciones fúngicas»*.

El aceite de coco, no sólo resulta ser una estrella en la lucha contra este tipo de infecciones sino que además, sus efectos no afectan a las bacterias beneficiosas a menudo referidas como «probióticos». Por el contrario, cualquier fármaco que se emplee para erradicar las infecciones por levaduras acarreará graves consecuencias en nuestra flora intestinal.

Resulta muy interesante comprobar que, las personas que viven en zonas geográficas en las que los hongos y las levaduras están muy presentes y que basan su dieta en la ingesta de grandes cantidades de coco y sus derivados, rara vez se enfermen por dichas infecciones. Es muy extraño encontrar a mujeres filipinas con este tipo de dolencias. Como hemos podido comprobar, los estudios que demuestran que el aceite de coco, es absolutamente letal para las principales variedades de *Candida albicans*, hablan por sí solos.

Bajo nuestra humilde opinión, si usted sospecha que puede padecer de Cándida, le recomendamos encarecidamente introduzca de manera paulatina el aceite de coco dentro de una dieta adecuada, saludable y así ir alcalinizando el organismo. Y, ¿qué entendemos por una dieta adecuada y saludable? Aquella en la que eliminamos azúcares, harinas refinadas y en general todo tipo de hidratos de carbono simples tanto como sea posible. Además, añadiremos alimentos fermentados a diario para reforzar nuestra ecología intestinal e ingeriremos de manera controlada de tres a siete cucharadas soperas de aceite de coco dependiendo de las circunstancias.

Si bien es cierto que eliminar por completo la Cándida del organismo es imposible, además de absurdo por todo lo que hemos ubicado con anterioridad, mantenerla a raya es totalmente factible y viable. Algo que, nuestro entrañable protagonista, el aceite de coco, sabe hacer muy bien.

CELULITIS Y ACEITE DE COCO
¡Es hora de cuidarte!: Estrategias efectivas

La palabra celulitis, es una expresión médica que indica la existencia de una inflamación celular. Nosotros, a la que haremos referencia -y que hoy por hoy afecta prácticamente a todas las mujeres y cada vez, a edad mucho más temprana-, es una acumulación de grasa y toxinas bajo la piel que se conoce con el nombre de «piel de naranja», que normalmente tiende a acumularse en muslos, nalgas, caderas, estómago y brazos.

Dicho esto, en una primera instancia vamos a abordar las causas de la celulitis de un modo diferente y bien resumido para que de una vez por todas, si te sientes disgustada y frustrada con dicha condición médica, cambies tu vida por siempre. Porque cuando conoces realmente qué es lo que causa la celulitis, sabes cómo remediarla.

Sabemos, que todo el cuerpo está compuesto por tejido conjuntivo, o al menos es lo que nos han enseñado. El tejido conectivo se organiza en columnas debajo de la piel y dentro de cada columna, la grasa está dispuesta en un patrón concreto. Aquí, es cuando el tema empieza a ponerse realmente interesante y tú, como mujer, te vas a enfrentar a un desafío único si es que realmente deseas deshacerte de la celulitis.

La gran realidad es que, cuando se priva de sangre fresca al tejido conectivo por un espacio de tiempo prolongado, este reacciona poniéndose pegajoso y se atrofia hasta el punto de endurecerse empujando torpemente las células de grasa hacia la superficie. Es decir, que las empuja hacia la piel y no hacia los costados como debiera ser. En consecuencia, aparecen los bultos, hoyuelos y protuberancias.

Así, es como la celulitis ha desarrollado la contundente reputación de ser «incurable». Sin embargo, esto no es cierto. La celulitis, ¡es 100% reversible! Como acabas de leer, tan sólo hay que proveer de nuevo sangre limpia al tejido conectivo dañado, reseco y atascado que rodea a cada columna para que los tejidos vaporosos se desbloqueen y recuperen su flexibilidad natural. De este modo, la grasa almacenada en cada columna en vez de ir hacia la piel, lo hará hacia los lados. Y es que la celulitis es un problema estructural, circulatorio y de salud. Sí, has leído bien, de salud porque la celulitis parece ser un gran esfuerzo del cuerpo por encapsular los tóxicos en grasa e impermeabilizarlos.

Cuando una toxina entra al organismo el cuerpo hace todo lo posible para sacarla hacia el exterior a través del sudor, la orina, las heces, las mucosas..., pero cuando fallan todos estos sistemas, el cuerpo impermeabiliza las toxinas en grasa. Y cuando el tejido conectivo no es capaz de nutrirse de sangre fresca, quiere decir que se está creando un ambiente ácido en el organismo y en consecuencia una muy baja oxigenación en la sangre. Lo que significa que un cuerpo con celulitis, es un cuerpo tóxico que se está preparando para desarrollar una enfermedad mucho más severa.

No te asustes, o mejor dicho, asústate si ello te sirve como motor de impulso hacia tu salud y belleza.

A veces, es muy fácil compadecerse y hacer la vista gorda simplemente por desinformación o por no querer darse cuenta de que hay hábitos, alimentos y patrones mentales que afectan en sobremanera la salud. El sedentarismo, tomar exceso de café, pizzas, galletas, pasta, pan, harinas refinadas, lácteos pasteurizados, patatas, ciertos cereales, los dulces, la bollería industrial, las grasas transgénicas, y todo tipo de «comida» procesada, son grandes potenciadores entre otras muchas cosas de celulitis.

El problema, comienza en el tracto intestinal que es donde se absorben los alimentos. Todos los «alimentos» detallados anteriormente, pasan por nuestro intestino en forma de una pasta viscosa totalmente exenta de fibra alguna, que se empieza a pegar en las paredes del intestino sin que el cuerpo pueda absorber correctamente los nutrientes. Y por el contrario, sí que absorbe todas las toxinas que contienen dichos alimentos. Cada vez que se ingieren este tipo de alimentos, la pasta que se genera es más y más gruesa originando que los intestinos colapsen obstruyéndose e incluso aumentando hasta tres veces su grosor. Además, la inflamación intestinal, es uno de los motivos por los que a muchas personas les cuesta rebajar su barriga. ¿Te suena de algo lo detallado hasta el momento?

Las toxinas que se van almacenando a lo largo de los años en las paredes de los intestinos es lo que origina la celulitis.

Siguiendo en materia y como dato a tener presente antes de que conozcamos el papel que desempeña el aceite de coco en todo esto, es necesario que sepas que la celulitis puede afectar tanto a personas delgadas como con sobrepeso. Ahora bien, aquí llega la prueba irrefutable de todo lo que te estamos informando.

Existen estudios en los que se corrobora dicha información como por ejemplo, los realizados a las mujeres indígenas del Amazonas. Si bien muchas de ellas están con sobrepeso, ninguna posee celulitis. A pesar de que ellas se alimentan de alimentos ricos en almidones (grandes generadores de grasa), éstos están limpios de químicos, procesados, colorantes, preservantes, etcétera. Es más, al realizar algunas autopsias en las mujeres indígenas pudieron observar que el color de la grasa era blanquecino mientras que la grasa occidental, es de color amarillo debido a la gran cantidad de toxinas a la que estamos expuestos.

Las toxinas que originan este tipo de sustancias, son las que provocan el estreñimiento y por ende, acumulación en el tracto intestinal dando como resultado una muy mala absorción de nutrientes y a su vez, la putrefacción de la sangre.

Pero realmente, llegados a este punto, tenemos que destacar que, ¡la celulitis no es por tu culpa! El trasfondo que encierra la celulitis es una madriguera sin salida provocada por las industrias de la cosmética, la belleza y por descontado, la alimentaria. Todas ellas, cada una a su manera, han inundado nuestras mentes con falsas promesas y afirmaciones.

Por favor, tu comprensión y paciencia ahora resultan vitales ya que estamos llegando a la guinda del pastel para así, unir todas las piezas del rompecabezas y dar la entrada triunfal que se merece el único protagonista de la presente obra, el aceite de coco.

La industria de la belleza y la cosmética no están interesadas en lo más mínimo en ofrecerte soluciones para erradicar la celulitis. Todo lo que hay en el mercado no trabaja realmente donde comienza el problema. Cremas, cepillos, tratamientos con láser, masajes, liposucción, envolturas, etcétera. Es malgastar el dinero. Nunca obtendrás los resultados que deseas y te mereces porque sólo reducen -y si es que lo hacen- de forma temporal la apariencia de la celulitis. Y aquí, el aceite de coco es un majestuoso aliado. Primero, porque vas ahorrar cifras astronómicas de dinero al dejar de comprar todo tipo de productos inservibles. Segundo, porque en su momento, ya te informamos de que nuestro organismo, también se nutre a través de la piel, y si de verdad crees que todos los productos químicos que colocas sobre tu cuerpo no causan estragos en tu interior generando toxinas, y en consecuencia, acidificando tu sangre, es que estás muy equivocada. Todo lo contrario que el aceite de coco, que te hará resplandecer como una bella diosa atemporal. Como sabiamente dice el Ayurveda: «*si no te lo puedes comer, no te lo pongas*».

Entendiendo que, si lo que necesitamos es inundar con sangre fresca el tejido conectivo, la nutrición juega un papel crucial. Habrás podido comprobar que, la industria alimentaria mediante sus supuestos alimentos y todo lo que ello conlleva (pesticidas, herbicidas, conservantes, hormonas, vacunas...) es la mayor responsable de la aparición de la celulitis. Es por ello que, a continuación hay tres grupos de «alimentos» que debes evitar con extrema urgencia si deseas ver desaparecer la celulitis.

El primer alimento que debes evitar a toda costa es todo tipo de carne en especial la carne de vacuno siempre y cuando haya sido alimentada con grano, es decir, con cereales como la soya o el trigo. ¿Y por qué? Porque dicha carne, contiene concentraciones muy elevadas de un determinado tipo de grasa, la llamada Omega-6. Este tipo de ácidos grasos Omega-6 crea inflamación provocando que las membranas celulares se vuelvan rígidas y acaben empujando la grasa hacia la piel.

El segundo alimento a erradicar es el trigo así como todas las harinas refinadas y sus derivados, es decir, el pan, la pasta, galletas... Al comer este tipo de sustancias, los niveles de azúcar en sangre aumentan vertiginosamente desencadenando un sobreesfuerzo del páncreas por secretar insulina. La insulina, limpia el torrente sanguíneo de la glucosa. Parte de la glucosa se almacena en el hígado en forma de glucógeno sin embargo, el resto de la glucosa se almacenará en las células en forma de grasa. Y a pesar de que la grasa, no es la causante de la celujjlitis, una vez que haya dañado el tejido conectivo, sin duda, agravará el problema.

Lo tercero a evitar, son todos los aceites hidrogenados (grasas trans). Todos ellos son aceites artificiales que promueven una mayor vida en los alimentos, pero matan el tejido conectivo. Este grupo de sustancias, son grandes culpables en la aparición de la celulitis y otro gran número de enfermedades.

Tan sólo el hecho de evitar estos 3 grupos de alimentos, provocará que el tejido conectivo comience a regenerarse con mayor rapidez y eficacia.

Pero, todavía hay otro punto clave para proporcionar la oxigenación adecuada de la sangre para que el tejido se recupere. ¿Quieres saberlo? El ejercicio.

Tener celulitis es sinónimo de que los músculos se están utilizando incorrectamente o que se están atrofiando. Seguramente pienses que lo que acabamos de decir, no es del todo cierto pues seguramente tu misma, o quizás personas muy cercanas practiquéis grandes dosis de ejercicio durante horas, incluso a lo largo de todo el día sin obtener el resultado alguno.

La respuesta: *No es lo que haces, sino cómo lo haces.*

La celulitis es una señal de que los músculos están envejeciendo a un ritmo acelerado. Eso ocurre cuando el tejido conectivo rechaza la sangre fresca proporcionada tanto del deporte, como de la absorción de nutrientes por parte de la alimentación. Por eso es necesario activar el tejido blando que hay justo por debajo de la piel, pues dicha musculatura es clave para erradicar la celulitis.

Merece la pena recordar que, el aceite de coco, además de permitir, mejorar y equilibrar la absorción de nutrientes en el organismo, lo desintoxica arrastrando todo tipo de metales pesados y sustancias nocivas, protege de gran cantidad de virus y bacterias, de los radicales libres, contribuye a drenar el organismo en la pérdida de peso, aumenta el metabolismo, facilita la digestión, el tracto intestinal, regula el azúcar en sangre, es un gran aliado en caso de padecer de hígado graso y aporta entre otras muchas cosas, energía extra ya sea en el día a día o por exceso de ejercicio físico recuperando la tonicidad y la musculatura con mayor rapidez. De todo ello, hemos dejado constancia a lo largo de la presente obra.

Pero todavía hay otro factor clave a tener presente, el agua. El agua, resulta de vital importancia a la hora de enfrentar el estreñimiento y la celulitis. El hecho de no beber suficiente agua, implica que el sistema linfático empiece a acumular toxinas y a crear la conocida «piel de naranja». Un factor que, casi el 90% de las personas que acuden al encuentro de nuestra ayuda demuestran pasar por alto es realizar ingestas miserables de agua o simplemente inexistentes.

Ya ves que el entramado para llegar a este preciso instante, era del todo necesario. Las estrategias realmente efectivas para combatir la celulitis son continuas, es decir que la constancia y perseverancia son la base de todo.

Si tu finalidad es erradicar la celulitis, debes eliminar los depósitos de grasa y para lograrlo, hay que realizar una transición de quemador de azúcares a un quemador de grasa como combustible principal. Este punto es fundamental. Y como puedes deducir, el aceite de coco es crucial para ello.

El tratamiento definitivo para que la celulitis se desvanezca, incluye entre otras cosas: beber el agua que te corresponde, comer sana y conscientemente, los ayunos intermitentes, tomar largos baños de sol así como de agua de mar, realizar combinaciones de ejercicios adecuados, exfoliarte no solo las zonas afectadas si no todo el cuerpo si así lo deseas con una mezcla de aceite de coco y de restos del café usado (de preferencia orgánico) realizando movimientos circulares durante unos minutos y posteriormente enjuagar. Además de, por descontado nutrirte a diario con abundantes dosis de aceite de coco.

Siéntete plena, bella, dichosa, radiante, hermosa y emplea de manera sencilla, fácil, económica y eficaz el aceite de coco en tu vida, porque... ¿sabes una cosa?, la belleza del planeta depende de ti, porque siempre ha dependido de la belleza de la mujer.

ACEITE DE COCO Y LA FALACIA DEL COLESTEROL
Una molécula vital para la vida

En la actualidad, hablar del colesterol, triglicéridos, enfermedades del corazón, hígado graso, etcétera, es de lo más común siendo que apenas 100 años atrás, todas estas dolencias pasaban totalmente desapercibidas ya que ni tan siquiera, existían.

Entonces, ¿qué o quién ha detonado estas enfermedades en nuestra sociedad?

¡La alimentación!

Mitos tales como: «las grasas saturadas son nocivas para su salud», «cuanto mayor sea su nivel de colesterol, menor será su esperanza de vida», «una dieta alta en carbohidratos le protege de enfermedades coronarias», deben ser revisados y rectificados urgentemente por estar desprovistos de referente alguno tal y como lo venimos referenciando.

Somos muy conscientes de que a la gran mayoría de las personas les cuesta creer que exista una minoría de médicos, investigadores y profesionales de la salud que alegamos que el colesterol y la grasa, han sido condenados injustamente como promotores principales de enfermedades coronarias.

De hecho, estudios tan contundentes como los realizados en Harvard publicados en la revista *Circulation,* los de la *American Geriatric Society,* o la *American Journal of Clinical Nutrition* con titulares del tipo «La grasa saturada previene las enfermedades coronarias», demuestran con total claridad que las personas que poseen niveles bajos de colesterol son mucho más propensos a morir y a sufrir todo tipo de dolencias que, aquellos con niveles más altos de colesterol.

Ahora es el momento perfecto para abordar el papel que juega el aceite de coco en toda esta historia. Pensar que el aceite de coco sube el colesterol, es sinónimo de no saber realmente lo que es el colesterol. El colesterol es una de las sustancias principales de entre las cientos que se fabrica en el hígado. ¿Y por qué fabrica el hígado colesterol? Entre otras cosas porque los trillones de células que poseemos en el cuerpo necesitan colesterol para construir sus paredes. No se puede construir una célula sin colesterol. El colesterol es esencial para la vida. De hecho, es la molécula original para todas las principales hormonas sexuales, incluyendo el estrógeno, la progesterona y la testosterona. Se necesita para el sistema inmune así como para el buen funcionamiento del cerebro.

El 85% del colesterol que se encuentra en la sangre es producido por el hígado y tan sólo un 15% proviene de lo que comemos. Tú puedes no comer colesterol pero si comes alimentos que crean colesterol, vas a tener mucho colesterol. Es decir que, si tú comes mucho pan, azúcar, patatas fritas, galletas, pizza, patatas, arroz, cereales, etcétera, el colesterol te subirá por las nubes aunque no comas nada de colesterol. ¿Y por qué? Porque obligatoriamente el hígado convertirá todo este tipo de alimentos en colesterol.

Decir entonces que, el aceite de coco aumenta el colesterol es del todo falso y absurdo. Partiendo de la base de que, a pesar de que el colesterol es una sustancia vital para la vida, en el reino vegetal no existe ni una sola planta que produzca o contenga colesterol. Por lo tanto, ya que el aceite de coco proviene de la mata del coco, de la palma del coco, es inviable decir que el aceite de coco sube el colesterol puesto que es imposible subir el colesterol con algo que no produce colesterol. El aceite de coco no sólo no sube el colesterol sino que además, lo equilibra llevándolo a niveles óptimos.

Entre tú y yo, el colesterol no es «bueno» o «malo», acabas de leer que es un componente vital para el buen funcionamiento, curación y reparación entre otras muchas cosas a nivel celular. Incluso el supuesto colesterol llamado «malo» LDL, resulta vital en algunas funciones corporales. Si bien es cierto que existen algunos tipos de lipoproteínas que en exceso resultan nocivas para la salud produciendo enfermedades cardíacas y otros muchos desequilibrios en el organismo, la etiqueta de «bueno» o «malo», no debería utilizarse. Entonces, ¿por qué tanto empeño por reducir los niveles de colesterol por parte del sistema sanitario? Medicamentos.

El colesterol «malo» se incrementa en sobremanera al comer demasiados carbohidratos refinados y también al llevar una dieta rica en carbohidratos. Como comprenderás, prohibir todos estos tipo de alimentos que son la base de una pirámide nutricional impuesta, es poco provechoso a nivel monetario para las mafias gubernamentales, alimentarias, agrícolas y por descontado, las farmacéuticas con sus famosas estatinas y sus desastrosos efectos secundarios como: pérdida de la memoria y libido, dolor muscular, fatiga...

Eminencias como la Dra. Mary Enig, bioquímica nutricional, recomiendan tomar tres cucharadas soperas de aceite de coco al día. Esta cantidad de aceite de coco, se asemeja a la leche materna en cuanto a concentraciones de ácido láurico se refiere. Y dado que el aceite de coco posee un 86,5 por ciento de grasas saturadas (la leche materna un 54 por ciento) y además, es el único alimento que contiene grandes porcentajes de ácido láurico (igual que la leche materna), ubicaremos que, endemoniar las grasas saturadas del aceite de coco, es considerar la leche materna como un «error» de la naturaleza. Como podrás deducir, no tiene sentido alguno.

Consumir tres cucharadas soperas al día de aceite de coco en nuestras recetas culinarias, como si fuera mantequilla untada en una tostada, en batidos e incluso en frituras, es apostar sobre seguro en salud y bienestar. De ello, no te quepa la menor duda. Es más, nos atrevemos a decir que es de las mejores y sencillas cosas que puedes hacer por el bello cuerpo en el que habitas.

DIABETES Y ACEITE DE COCO
La medicina convencional se equivoca

Mucho de lo que el sistema médico sanitario te haya podido decir con respecto a la diabetes podría no ser del todo cierto. Lo grave del tema es que existe una gran cantidad de información circulando que a simple vista puede parecer del todo confiable. Comprender entonces el entramado que se esconde tras la diabetes resulta del todo primordial. Por ello, en primera instancia, definiremos la diabetes según la versión oficial de la medicina convencional como, la inhabilidad del cuerpo por regular adecuadamente el azúcar en sangre tras la ingesta de carbohidratos simples. Esta dolencia también llamada «diabetes dulce», se manifiesta por una secreción insuficiente de insulina por parte del páncreas que resulta de la incapacidad de éste, por mantener un porcentaje razonable de azúcar en sangre.

Centenas de millones de personas en todo el mundo sin distinción de raza, sexo o edad, sufren de diabetes. Cifras que van en aumento de manera vertiginosa año tras año. Circunstancias éstas, que han propiciado la aparición en el mercado de nuevas drogas diseñadas por la industria farmacéutica que ni curan, ni palian los síntomas relacionados con la diabetes. Todo lo contrario. Potencian serios efectos negativos en la salud de los consumidores.

Por suerte, ya es un hecho que la información fidedigna empieza a hacerse eco en los medios de comunicación con la fuerza y el respeto que se merece, dejando atrás presiones e intereses por parte de las grandes corporaciones. Personas tanto afectadas como no afectadas por ésta y otras muchas dolencias, están empezando a comprobar por ellas mismas que la gran proliferación de la diabetes sobre todo del tipo II, se debe simple y llanamente al estilo de vida y una incorrecta manera de alimentarse. Mensaje éste que, profesionales de la salud como los aquí presentes, llevamos pregonando por años.

Y es que resulta que, la diabetes no es una enfermedad del azúcar en sangre y por su puesto nunca ha sido hereditaria, es decir que la causa sea genética. La diabetes es una enfermedad arraigada en la resistencia a la insulina o mejor dicho, por una malformación o falla en la comunicación celular que deriva de la señalización de la insulina y la leptina provocada por los niveles crónicos elevados de insulina y leptina. Razón por la cual el tratamiento convencional brindado por la comunidad médica no conduzca a ninguna parte más que a empeorar las cosas.

La leptina es una hormona que se produce en las células de grasa. Una de sus funciones principales es regular el apetito y el peso corporal. Ésta informa al cerebro de cuánto y lo más importante, cuándo dejar de comer. Además, es en gran parte responsable de la exactitud en la señalización de insulina así como de si cada uno de nosotros, nos volvemos o no resistentes a ella.

La única manera de restablecer la óptima señalización entre la leptina y la insulina es por medio de una correcta y adecuada alimentación.

Entender que cada vez que realizamos una comida, gran parte de nuestros alimentos acaban convirtiéndose en energía, glucosa liberada en el torrente sanguíneo, es entender que, vital resulta alejarse de todo tipo de alimentos supuestamente tildados de «saludables» como lo son los carbohidratos simples (azúcares, alcohol, bebidas, harinas refinadas, algunos cereales, aceites vegetales poli insaturados, etcétera) por el gran impacto glicémico que recibe nuestro organismo tras ser ingeridos a duras penas en unos quince minutos.

Ahora bien, el efecto que produce la insulina en el organismo para regular el azúcar en sangre tras las ingestas y así guardar la energía extra para cuando a futuro se necesite, no es más que un efecto secundario de este proceso de almacenamiento de energía. La importancia radica en solventar la falta de comunicación metabólica y no concentrarse simplemente en bajar el azúcar.

La contundente restricción de los alimentos acabados de mencionar junto con el incremento de proteínas de muy alta calidad, grasas saturadas saludables como lo es el aceite de coco, ciertos carbohidratos complejos, largos baños de sol, ejercicio físico regular, ingerir alimentos fermentados, probióticos, etcétera, forman parte de la gran solución de la diabetes, en especial la de tipo II.

Estudios como el realizado en la India en 1998, demuestran que cuando los hindúes dejan de consumir grasas tradicionales como la mantequilla clarificada (ghee) o el aceite de coco y las reemplazan por grasas poli insaturadas como el aceite de girasol, de maíz, soja, canola, cártamo, todo tipo de alimentos procesados..., las tasas de diabetes y otras enfermedades occidentales se disparan de manera alarmante. Al igual que ha ocurrido en gran parte de los países del Pacífico sur. En cuanto sus habitantes han incorporado dietas ricas en alimentos modernos, la prediabetes, la diabetes y otras tantas enfermedades occidentales han azotado a la población.

Otros estudios mucho más recientes, como el del pasado mes de abril de 2014 realizados por la agencia del *National Institutes of Health* (NIH), siguen ratificando lo aquí expuesto. El estudio, se centró en comparar la dieta baja en grasas propuesta por la *Asociación Americana de Diabetes* (verduras, frutas, granos enteros, legumbres, productos lácteos bajos en grasa, pescado fresco, y alimentos bajos en grasas saturadas), versus la dieta cetogénica, rica en grasas saturadas y baja en carbohidratos.

En primer lugar, el grupo de la Asociación Americana de Diabetes (ADA) a pesar de ingerir muchas menos calorías, perdieron menos peso que los participantes del grupo de la dieta cetogénica. Y en términos meramente medicinales con respecto a la diabetes, que es lo que acapara la atención en el presente capítulo, los resultados también fueron muy diferentes. Siete de cada once personas que realizaron la dieta cetogénica fueron capaces de reducir y abandonar sus medicamentos antidiabetes, mientras que los del grupo ADA, tan sólo dos de cada trece personas lo consiguieron.

Todos los estudios realizados hasta la fecha, ponen en jaque las recomendaciones dadas por el sistema. Un sistema obsoleto, que sigue esforzándose cada vez más y más en mantener sus mentiras, como por ejemplo con sus recomendaciones nutricionales totalmente insalubres como apreciamos en nuestra sociedad. Al fin y al cabo en la actualidad, el sistema lo único que promociona con ahínco es la enfermedad en lugar de la salud.

El aceite de coco, como ya se viene demostrando con creces por largo tiempo, resulta ser el mejor aliado con el que se puede contar para la erradicación de la diabetes por su amplio espectro de bondades. Entre ellas, y en este caso de las más importantes es regular el azúcar en sangre sin producir picos de insulina. Gracias a que el organismo envía directamente los ácidos grasos de cadena media al hígado, el aceite de coco se convierte en una poderosa e instantánea fuente de energía para el cuerpo. Si bien es cierto que, los carbohidratos simples también ejercen la función de proporcionar energía rápidamente, existe una gran diferenciación al respecto. El aceite de coco, está exento de producir picos de insulina en el torrente sanguíneo. Es decir, el aceite de coco funciona como un carbohidrato, ahora bien, sin ninguno de los efectos nocivos relacionados con los altibajos de insulina en sangre derivados del consumo de carbohidratos simples tanto a corto, como a largo plazo. Esto se debe a que, los ácidos grasos de cadena media del aceite de coco, mejoran la producción de insulina y la sensibilidad hacia esta. Dicho en palabras más concretas y concisas, el aceite de coco ayuda al organismo a producir insulina. Y además, es capaz de revertir la resistencia a la insulina aliviando todo tipo de síntomas asociados con la diabetes.

Dado que cada vez son más los testimonios que salen a la luz con respecto a la contundencia y efectividad del aceite de coco, es necesario que tanto las personas prediabéticas, como las diabéticas, sin importar al tipo que pertenezcan, sean conscientes lo antes posible de la revolución que implica lo aquí detallado. Obtener una fuente de energía inmediata totalmente exenta de problemática alguna en el organismo, que además resguarda la función cerebral bajo condiciones hipoglicémicas sin causar una hiperglicemia ni sus negativas consecuencias, es postrarnos de nuevo ante la sabiduría ancestral de la madre naturaleza y por descontado, de nuestro cuerpo.

No es de extrañar entonces, que a sabiendas de lo que es capaz de hacer nuestro viejo y a la vez nuevo amigo, el aceite de coco, la industria farmacéutica ponga en circulación nuevos fármacos tratando de acallar desesperadamente el imparable y gran despertar que el aceite de coco ha creado.

Una vez más, donde las nuevas medicinas continúan fallando, el aceite de coco brilla.

DIGESTIÓN Y ACEITE DE COCO
Adiós a la acidez y a la mala absorción intestinal

Comprender la importancia que el aceite de coco desempeña en el presente capítulo es en sí, una gran revelación. Por ello, permítenos entrar en materia.

Si bien es cierto que, una gran masa crítica de la población sufre de trastornos severos digestivos como por ejemplo problemas para perder peso, intestino irritable, gastritis, estreñimiento, candidiasis, mal de Chron, etcétera, debidos a una muy mala alimentación, una deficiente absorción, sedentarismo etcétera, también los hay que, a pesar de haber optado por una dieta saludable llena de alimentos sanos y enteros y totalmente exenta de alimentos procesados, siguen sufriendo de algún tipo de trastorno digestivo.

La mala absorción de vitaminas así como minerales o un tracto digestivo altamente sobrecargado e intoxicado, son motivos más que suficientes para incubar todo tipo de dolencias en el organismo. Está claro que, independientemente de si se tiene diagnosticado o no algún trastorno en el aparato digestivo, a medida que vamos envejeciendo, más sufren todos los órganos de nuestro aparato digestivo.

Ahora bien, uno de los problemas más comunes y que más nos afecta como especie humana en lo que se refiere a nuestra salud digestiva es la bacteria *Helico Pylori*. Esta bacteria se aloja en el estómago y el esófago. El problema, es que estimula a las células a producir cantidades desorbitadas de ácido gástrico o ácido hidroclorídrico. Este exceso de ácido, sale del estómago hacia arriba produciendo los típicos ardores o reflujos gastroesofágicos.

Seguro que la gran mayoría de nosotros, en más de una ocasión, hemos padecido en algún momento de acidez o ardor estomacal. Todo está en orden si es que se produce muy esporádicamente, aunque en realidad, no debiera producirse nunca. El contratiempo surge cuando este reflujo está presente en repetidas ocasiones y se transforma en algo habitual, ya que no deja de ser desagradable, doloroso y si no se solventa a tiempo, puede acabar desembocando en úlceras, gastritis y en casos realmente extremos, en cáncer gástrico.

Detectar la Helico Pylori es muy sencillo. Su tratamiento es bastante costoso y sus efectos secundarios, no muy agradables (diarrea, dolores estomacales así como proliferación de otros tipos de bacteria). En lo particular y sin ánimo de ofender, no nos convence en lo más mínimo lo que el sistema nos ofrece como solución. Y por si esto fuera poco, el éxito, no está garantizado.

En cambio, lo que sí nos convence, nos aporta y exalta en gran manera es la sabiduría con que la madre naturaleza nos sorprende otorgándonos soluciones tan válidas, drásticas, contundentes y mucho menos costosas como las que nos proporciona el simple hecho de consumir aceite de coco. Refrescaremos la memoria informando que, la grasa saturada con más presencia en el aceite de coco es el ácido láurico. Un ácido graso que es capaz de invadir la membrana celular de ciertos virus y bacterias destruyéndolas.

Los estudios vienen demostrando desde antes de 1960, que la monolaurina presente en el ácido láurico del aceite de coco, es un agente altamente bacteriano y de gran espectro exterminador de bacterias como la *Helico Pylori*.

De hecho, en el 2009 en España, se han realizado múltiples estudios al respecto, en los que se compara la incidencia que tiene el aceite de coco en la colitis y en la inflamación intestinal con respecto al resto de los aceites y el único, que produjo una acción beneficiosa paliando y revirtiendo los síntomas, fue el aceite de coco.

Hay que entender que, en la consulta de un médico es muy extraño que alguien te recomiende el consumo de aceite de coco para hacer frente a este tipo de circunstancias. Simplemente porque los médicos convencionales, se ciñen al protocolo químico convencional y eso, sabiendo que produce efectos secundarios.

Nosotros, somos testigos de cómo cientos de cientos de personas aquejadas por todo tipo de trastornos digestivos relacionados con la *Helico Pylori*, han decidido optar por un tratamiento natural en base a tres cucharadas de aceite de coco al día comprobando que sus reflujos, ardores, acidez y malestares, en aproximadamente de uno a tres meses se desvanecían. Y lo más importante, disfrutando y sin efectos secundarios. Por cierto, se nos olvidaba mencionar que, a nivel de mascotas ocurre lo mismo.

Hasta donde nosotros hemos investigado, experimentado y comprobado, nunca y repetimos, nunca, hemos tenido ni encontrado ni una sola queja ni efecto secundario relacionado con el consumo de aceite de coco en la historia de la humanidad. Es obvio, que tenemos nuestras serias dudas de que llegue el día en que se realicen ensayos a gran escala por parte de las industrias y gobiernos para corroborar lo fácil y rápido que es armonizar a alguien con dichos trastornos mediante la ingesta de aceite de coco por no haber ganancia alguna al respecto.

Todas las personas que nos conocen, se atienden o se han atendido con nosotros, saben que nuestra primera recomendación, tengan o no enfermedad alguna, es introducir a diario en su alimentación de dos a tres cucharadas de aceite de coco.

Ya sea a nivel energético, vital, mental o espiritual, el polivalente aceite de coco, se hace presente.

HÍGADO GRASO Y ACEITE DE COCO
Salud, protección y longevidad para tu hígado

El aceite de coco es una grasa saturada que contiene mucho hidrógeno adherido en sus puntas. Una molécula que está rodeada de hidrógeno quiere decir que, es una molécula que no reacciona al oxígeno debido a que está altamente tapada por el hidrógeno que actúa como capa protectora.

Otro claro ejemplo de grasa saturada, es la grasa del cerdo. Ésta, al igual que el aceite de coco, puede permanecer durante largo tiempo sin refrigerar en contacto con el medio externo sin sufrir variación alguna. La similitud entre ambas reside como acabamos de ver, en que están rodeadas de hidrógeno. Ahora bien, sus rasgos comunes terminan ahí. La molécula de la grasa de cerdo es una molécula bien larga que posee hasta 132 uniones. Mientras que la molécula del aceite de coco es corta y consta tan sólo de 8 uniones. Es lo que llamamos un Triglicérido de Cadena Media. De hecho es tan corta su molécula que el cuerpo humano no necesita digerirla.

Hasta el día de hoy, no ha existido ni un solo caso de incompatibilidad con el aceite de coco hasta el punto, que ha pasado a ser un alimento indispensable para la elaboración de las fórmulas de bebés.

El aceite de coco, tiene un efecto altamente beneficioso para el hígado ya que, una de sus principales características como ya debes conocer, es que se transforma en energía inmediata para el organismo sin la necesidad de acumularse en grasa. A sabiendas de que el hígado, es un órgano que ejerce la función de desintoxicar nuestro organismo de todos los químicos, preservantes, colorantes, tóxicos, emociones, etcétera, e incluso es la sede donde se almacena el azúcar en forma de glucosa para que, si no comes, tengas energía y puedas sobrevivir. Sin tapujos y sin rodeos, diremos que si tienes problemas con tu hígado, los solventes lo antes posible, por tratarse de uno de los órganos más vitales y delicados para la existencia del cuerpo.

La gran mayoría de las personas que sufren de obesidad tienen el hígado graso. Esto significa que su hígado está lleno de grasa, está tapado y por ello, no filtra ni desintoxica como debiera. El aceite de coco, combate el hígado graso incrementando el metabolismo. Es decir, la quema de grasa es inevitable y en consecuencia, el hígado se destapa mejorando su buen funcionamiento.

Renueva y purifica tu hígado disfrutando del maravilloso aceite de coco.

OBESIDAD Y ACEITE DE COCO
El espartano contra el exceso de peso

Antes de adentrarnos en el presente capítulo es necesario que entendamos que, como raza humana, todos y cada uno de nosotros, hemos sido programados para ganar y almacenar grasa corporal. Claro está, siempre y cuando haya comida disponible. Durante nuestra evolución a lo largo de millones de años, hemos vivido con la filosofía de cazar y recolectar. Ello implica que en épocas de hambruna, nos convertimos en auténticos refrigeradores humanos capaces de almacenar comida y llevarla con nosotros en tiempo de escasez. El gran desafío como especie, siempre ha sido encontrar fuentes de calorías. Hecho que apunta a la adaptación biológica de nuestros cuerpos a este proceso.

Hace milenios, no sabíamos de dónde iba a venir nuestra comida. Si había escasez de alimentos porque hubo un invierno frío o por cualquier otra razón, tu cuerpo va a querer guardar peso para protegerte. Como mamíferos hemos sido programados por milenios para almacenar comida y que esta se transforme en reservas energéticas, porque durante ese período, en la tierra que habitamos, el hambre era muy notorio.

Uno de los mitos más extendidos en cuanto a alimentación se refiere es que, comer grasa engorda. Nada más lejos de la realidad. ¡Para quemar grasa, se necesita grasa! Así es como se cercioraron los agricultores en el año 1940, cuando descubrieron este efecto por accidente al utilizar el aceite de coco de bajo costo para engordar su ganado. ¡Sorpresa! ¡Los animales estaban más delgados, activos y hambrientos! Al reemplazar los ácidos grasos de cadena larga por ácidos grasos de cadena media, obtenemos la disminución de la deposición de grasa y la reducción del peso corporal. Múltiples son los estudios que avalan este hecho.

El Dr. Weston Price, un dentista que viajó en los años 30 por todo el Pacífico Sur examinando las alimentaciones tradicionales y su efecto tanto en la salud dental como en general, descubrió que, las personas que tenían una alimentación rica en base a productos derivados del coco, a pesar de la alta concentración de grasa en su dieta, estaban saludables y delgadas. De hecho, tenían unas proporciones ideales de peso y altura. Prácticamente no existían problemas digestivos ni estreñimiento. Es más, evacuaban un promedio de dos o más veces al día en comparación con los occidentales.

Los mismos resultados positivos fueron publicados en el diario *American Journal of Clinical Nutrition*, al estudiar las poblaciones de dos atolones de la Polinesia en las que el coco era la principal fuente de energía calórica en ambos grupos. De nuevo, los lugareños estaban totalmente saludables y con unos índices de obesidad inapreciables.

Hagamos hincapié en que las grasas son totalmente esenciales para el buen funcionamiento de nuestro organismo. Sin ir más lejos, nuestros huesos las necesitan para asimilar el calcio, todas nuestras hormonas sexuales, testosterona, estrógeno y gestágeno, están formadas tanto por grasas saturadas como colesterol y así, podríamos continuar con una larga lista. Llegados a este punto, es aquí donde el aceite de coco desempeña un papel crucial como aliado de lujo en la pérdida de peso.

Las razones son simples:

• Por un lado, nos aporta ácidos grasos de cadena media (AGCM), también llamados triglicéridos de cadena media (TCM), altamente beneficiosos para el organismo.

• Por otro lado, gracias a los AGCM, no precisa de enzimas digestivas o portadoras para traspasar las membranas celulares. Es decir, se convierte en un gran estimulador de nuestro metabolismo de manera que se transforma en energía inmediata sin pasar por el torrente sanguíneo y no se almacena como grasa corporal. Su ingesta, hace que nuestro metabolismo se acelere convirtiéndose en un ultra metabolismo, aumentando tanto el rendimiento físico, vital, como mental, y por si fuera poco, ¡nos ayuda a adelgazar!

Añadir que, tras el consumo del delicioso aceite de coco, nuestras papilas gustativas quedan satisfechas de manera que crea el efecto de saciar las ansias por comida. También limpia el colon ablandando y desprendiendo las heces ayudando así a la eliminación de estas sin efectos secundarios adversos.

Todos los estudios que se han realizado sobre dietas basadas en el aceite de coco, así como en nuestra experiencia personal y profesional, apuntan a utilizar el aceite de coco como sustituto de otra grasa que ya esté en uso en la dieta básica y no, como un añadido extra. Es decir, que si lo que queremos realmente aparte de beneficiarnos de sus extraordinarias propiedades es adelgazar, es imprescindible que el aceite de coco pase a ser el ingrediente estrella en nuestra dieta cotidiana. ¿Y qué grasas debemos suprimir? Por ejemplo, el aceite de maíz, de soya, canola, cártamo, girasol, mantequillas, margarinas, etcétera.

Todos ellos inclusive el aceite de oliva, poseen ácidos grasos de cadena larga (AGCL), que, inevitablemente han de ser metabolizados por nuestro organismo teniendo este, tendencia a almacenarlos como grasa corporal. Todo lo contrario que el aceite de coco.

Es indiscutible que, el aceite de oliva virgen ecológico es más que saludable, como también lo es una buena mantequilla hecha a partir de ganado alimentado con pasto y criado en libertad. Sin embargo, lo único que conseguiremos al emplear el aceite de coco junto con estas otras fuentes de grasas saludables al mismo tiempo, es un aporte extra de grasa en el cuerpo.

El boom comercial por parte de los fabricantes de aceite de coco que sugieren suplementar la dieta diaria con varias cucharadas de aceite de coco, no es a lo que estamos haciendo referencia para perder peso a lo largo del presente capítulo. Es más, dicha sugerencia no tiene ni pies ni cabeza. La pérdida de peso que éste produce acelerando el metabolismo y su contundente producción de energía, sólo se obtiene como sustituto de otras grasas. Ahora bien, si su sugerencia está orientada a la obtención de otros de sus numerosos beneficios, por descontado que es una buena sugerencia.

El gran reductor de grasa abdominal

Nos encontramos ante un gran elixir de la madre naturaleza que nos brinda salud por doquier. Así lo hemos comprobado en nuestras vidas, en las de todas las personas que han incorporado el aceite de coco en su día a día y en todos los estudios que se han realizado al respecto. Los ácidos grasos de cadena media del aceite de coco promueven la pérdida de peso ayudando a eliminar la grasa adiposa. Es más, nos atrevemos a pronunciar la palabra magia, pues realmente es mágico lo que sucede mediante su ingesta junto con un buen programa de ejercicio. Y lo más importante, ¡funciona igual se ejercite el cuerpo o no!, ¿te das cuenta de la magnitud de lo que acabas de leer? Esta, es una excelente noticia para todas aquellas personas ajenas al ejercicio.

El simple hecho de cambiar los ácidos grasos de cadena larga (AGCL), presentes por ejemplo en el aceite de oliva por los de cadena media, presentes en el aceite de coco, produce un incremento de la oxidación lipídica y producción de calor controlando el peso. Es decir, ejerce un efecto termogénico.

Además, cabe destacar que dentro de los ácidos grasos presentes en el aceite de coco, se encuentra el ácido linoleico, una grasa poliinsaturada que ha demostrado promover la pérdida de grasa en gran número de estudios clínicos. Este ácido graso se vende habitualmente como suplemento para la perder peso bajo las siglas CLA, Ácido Linoleico Conjugado.

Los departamentos de *Nutrición y Salud de la Universidad de Malasia*, realizaron un estudio con 20 voluntarios obesos mediante el que se quería probar la eficacia y seguridad de la ingesta de aceite de coco virgen. La seguridad fue medida comparando la funcionalidad de los órganos de los sujetos una semana antes y una semana después de las tomas. Durante cuatro semanas se les suministró 30 ml de aceite de coco virgen diario repartido en tres tomas de 10 ml. Ninguno tuvo que alterar su patrón alimentario de manera que siguieran su vida con total normalidad. El resultado final demostró una pérdida media de 2,86 cm por persona, sin que se apreciase cambio alguno en el perfil lípido de estos. La conclusión fue que el aceite de coco virgen es totalmente seguro para el consumo y altamente eficaz para la pérdida de grasa abdominal, en especial en los varones.

Otro estudio realizado con 40 mujeres cuyas edades oscilaban entre los 20 y los 40 años con obesidad abdominal, puso de manifiesto entre los múltiples beneficios del aceite de coco, que su ingesta diaria reduce la grasa acumulada a la altura de la cintura. El ensayo clínico consistió en dividir en dos grupos a las mujeres. Al primer grupo se le administró una cantidad determinada de aceite de soja y al segundo, la misma cantidad pero de nuestro protagonista, el aceite de coco. Ambos grupos siguieron una dieta específica hipocalórica y una actividad física que consistía en caminar 50 minutos al día. Tras una semana, el grupo del aceite de coco no solo mostró reducción en el contorno de la cintura, sino que aumentó los niveles de HDL (colesterol bueno), y la disminución de la relación LDL-HDL.

La International *Journal of Obesity & Related Metabolic Disorders* y la American Journal of Clinical Nutrition también demostraron mediante sus estudios que, al llevar una dieta rica en triglicéridos de cadena media en base al aceite de coco, disminuye el tejido adiposo subcutáneo tanto en hombres como mujeres con la consecuente pérdida de peso corporal.

Pero éstos, como ya hemos mencionado son sólo algunos ejemplos dentro de un mar repleto de pruebas que ratifican las bondades de este maravilloso aceite tropical como así lo demuestran el *International Journal of Obesity & Related Metabolic Disorders*, la *American Journal of Clinical Nutrition*, el Departamento de Nutrición de la Universidad Complutense de Madrid, la Facultad de Farmacia y el Consejo Superior de Investigaciones Científicas (CSIC) de Madrid, España, etcétera.

Reduciendo calorías con aceite de coco

Si bien nosotros distamos mucho de contar calorías en planes alimentarios y en procesos de adelgazamiento como de mantención del cuerpo, es interesante recordar que día tras día, siguen apareciendo nuevos descubrimientos que avalan la eficacia del aceite de coco en la pérdida de peso como por ejemplo, el publicado por la *Facultad de Ciencias Químicas de Colombo*, Western Sri Lanka que hace referencia a reducir a la mitad las calorías del arroz durante su proceso de cocción.

La metodología, hace que el arroz cocinado con aceite de coco tenga más fibra y menos carbohidratos (azúcares) incrementando así, la cantidad de almidón resistente del arroz (un tipo de carbohidrato no digerible) de manera que actúe como fibra y no como carbohidrato.

El proceso es el siguiente:

• Primero se hierve el agua. Al hervir, se le añade una cucharada de aceite de coco y acto seguido, el arroz (media taza por cada cda. de aceite de coco), se baja el fuego y se cocina por 40 min. a fuego muy lento para posteriormente, ser refrigerado por 12 horas antes de su consumo.

La fórmula funciona con los 38 tipos diferentes de arroz con que ha sido probada. Incluso, si después se vuelve a recalentar el arroz.

Como has podido comprobar, no es una cuestión de cantidades en lo que haces, sino cómo lo haces.

PSORIASIS Y ACEITE DE COCO
Sensibilidad a flor de piel

Si bien a lo largo de la presente obra venimos reiterando la importancia que tiene el introducir el aceite de coco en tu hogar, ahora, es el momento de alabar las maravillosas propiedades «antienvejecimiento» del aceite de coco cuando se aplica tópicamente. Y es que gracias a sus magníficas cualidades, el aceite de coco se transforma en un digno contrincante en la lucha contra la psoriasis.

Aunque la psoriasis aparece como una condición (supuestamente crónica) de la piel, en realidad es una enfermedad autoinmune inflamatoria no contagiosa que produce lesiones escamosas. En dicha dolencia existe una superproducción de células cutáneas que crean una aglomeración de células muertas que a su vez, hacen que la piel sea más espesa con placas rojas gruesas o en gotas cubiertas de sustancias córneas blanquinosas produciendo picazón y en ocasiones dolor. Parte de la reacción, se produce cuando un tipo de glóbulo blanco ataca por error a las células sanas de la piel llamadas T. Estas células T, desencadenan otras respuestas inmunitarias acelerando el ciclo de crecimiento de las células de la piel haciendo que estas, se acumulen en la capa más externa de la piel en cuestión de días en lugar de semanas. Codos, cuero cabelludo, rodillas, abdomen y espalda son las zonas más comunes en las que la psoriasis se hace notoria.

Definir qué es lo que exactamente desencadena la psoriasis, es complejo. Desde factores ambientales, a patrones mentales, sustancias irritantes externas como jabones, detergentes, perfumes, metales utilizados en joyería (níquel), etcétera, todo contribuye. Lo que está claramente comprobado, es que la psoriasis es una manera que tiene el cuerpo de protegerse contra la hipersensibilidad tanto a nivel interno como externo.

Hemos podido constatar, que existen ciertas características comunes en las personas que padecen psoriasis que pensamos merece la pena resaltar como los son entre otras: la falta de vitamina D, la poca hidratación externa e interna, una mala alimentación, la concentración de metales pesados en el cuerpo y la deficiencia de ácidos grasos omega 3.

Refresquemos la memoria recordando que más del 50 por ciento de la grasa contenida en el aceite de coco es el ácido láurico. Grasa que el cuerpo convierte en monolaurina, sustancia con grandes propiedades antivirales, antibacterianas y antiprotozoos. Además de contener ácido cáprico, otro ácido graso de coco presente en cantidades más pequeñas que también posee actividad antimicrobiana.

Es por todas estas características que, emplear aceite de coco como crema hidratante para el cuidado de la piel y por descontado, en las zonas afectadas por la psoriasis versus cremas y lociones potencialmente tóxicas llenas de ingredientes sospechosos y agresivos, sea una sabia elección. El efecto calmante del aceite de coco actúa aliviando los síntomas de manera inmediata. De hecho, cuando el aceite de coco se absorbe en la piel ayuda a mantener los tejidos conectivos fuertes y flexibles exfoliando la capa externa de células muertas de la piel. Punto éste, realmente importante a la hora de tratar la psoriasis.

Cuando se emplea el aceite de coco en el tratamiento contra la psoriasis, lo ideal siempre es calentarlo sin que este llegue a quemar y aplicarlo sobre la zona afectada. Este simple detalle hará que penetre y actúe más rápidamente. Por su puesto que también es viable utilizarlo a temperatura ambiente, pero si realmente deseas hacer las cosas como corresponde, la mejor opción es la de calentarlo previamente. La aplicación de calor sobre las zonas afectadas potenciará los efectos y beneficios del aceite de coco. Es decir que, una bolsa de agua caliente o una manta térmica resultarán de gran ayuda al igual que tomar largos baños de sol. Todas estas opciones, en especial la de impregnarse de los maravillosos rayos del astro rey, han demostrado científicamente el hecho de que la psoriasis remita con mayor facilidad.

Durante todo el proceso es necesario y muy recomendable mantener la piel bien humectada, de manera que en cuanto el aceite de coco se haya absorbido, hay que volver a aplicarlo sobre la zona afectada manteniendo siempre la piel bien impregnada de aceite de coco. La constancia y la perseverancia en el tratamiento de la psoriasis con aceite de coco son la clave del éxito para que la enfermedad remita e incluso, desaparezca.

Por la parte que nos corresponde, deseamos dejar constancia de que la mayor efectividad se obtendrá al consumir el aceite de coco tanto por vía interna como externa así como teniendo presentes las deficiencias a remediar anteriormente remarcadas.

Con gran diferencia afirmamos que, el aceite de coco es uno de los alimentos más imprescindibles a tener en tu hogar.

TIROIDES Y ACEITE DE COCO
Eterna salud desde el trópico con amor

Hoy día, los problemas de tiroides, han alcanzado proporciones epidémicas. Gran parte de la población occidental sufre de trastornos en dicha glándula. El papel que desempeña la tiroides es el de secretar entre otras, dos importantes hormonas, la tiroxina y la triyodotironina. La particularidad de éstas, es ser contenedoras de yodo, un poderoso antiséptico imprescindible para el organismo.

Resulta innegable reconocer a ciencia cierta que, la glándula tiroides está vinculada directamente al centro energético vital de la garganta. De ahí, que los motivos en cuanto a trastornos de la tiroides se refiere, sean de muy diversa índole.

La *Tiroiditis de Hashimoto*, es una dolencia de carácter autoinmune que tiene como resultado la baja producción de la hormona tiroidea, provocando una inflamación masiva en la glándula tiroides que paulatinamente acaba derivando en hipotiroidismo. Lo que se conoce como hipotiroidismo, corresponde a la reducción de actividad de la glándula tiroides. Los síntomas de la enfermedad, evolucionan según va avanzando. Sus síntomas van desde la fatiga, hasta extremidades frías, baja temperatura corporal, dolores en músculos y articulaciones, ganancia de peso, dolores de cabeza, ojos hinchados, estreñimiento, torpeza mental, uñas quebradizas, insomnio, infecciones frecuentes, pérdida de cabello, pérdida de gusto y olfato, voz ronca, sequedad de piel, zumbidos en los oídos, mareos, pérdida de la libido, etcétera.

Muchas personas ignoran que el hipotiroidismo, puede derivarse de una candidiasis mal tratada como bien documentado quedó en el libro *Tu salud en los nuevos tiempos* (Ediciones Obelisco). Tema candente el de la *Cándida albicans*, que veremos más adelante en mayor profundidad.

La solución que nos ofrece la comunidad médica para tratar el hipotiroidismo es simple. Ingerir pastillas hormonales sintéticas de por vida. Estas pastillas, provocan que el propio cuerpo deje de producir sus propias hormonas. Del mismo modo ocurre con otras sustancias químicas que se recetan de por vida para tratar por ejemplo, la diabetes.

Por supuesto que, para la medicina convencional ninguna de estas enfermedades tiene cura. Esta tergiversación de la información, les asegura que cientos de miles de personas sean sus clientes por siempre. El negocio perfecto.

De partida, nos encontramos frente a un gran error por parte del sistema sanitario en cuanto al diagnóstico de hipotiroidismo se refiere. ¿Por qué? Porque los exámenes médicos para diagnosticar este tipo de dolencia se basan en las pruebas de la TSH, y estos tests, simplemente arrojan una respuesta afirmativa o negativa sin tener presentes otras variables. Así lo afirman entre otros, el Dr. Ridha Arem, profesor de medicina en la División de Endocrinología y Metabolismo en el Baylor College of Medicine. El simple hecho de realizar varias pruebas consecutivas, hace que los resultados sean bien variables. Y de ello, podemos dar fe gracias a las cientos de personas que acuden a consulta con diagnósticos dispares. La TSH hipofisaria no sólo está controlada por la cantidad de T4 y T3 que se encuentra en circulación. Hay que tener presente que la T4 a nivel de la hipófisis se convierte en T3. Es decir que, el exceso de T3 generada a nivel de la hipófisis puede suprimir la TSH conduciendo a falsos resultados. Conclusión, a pesar de que los niveles de TSH estén dentro de un «rango normal» el hipotiroidismo puede estar haciendo mella en la persona.

Lo inquietante del tema, tanto para bien como para mal, es que hay un gran número de personas con diagnósticos totalmente erróneos. Y aquí, es donde el aceite de coco, ofrece una gran esperanza no sólo para las personas que sufren de baja función tiroidea sino para todo aquél que quiera mantener en forma su tiroides.

Revirtiendo la pandemia

La dieta actual es un auténtico veneno en lo que se refiere a salud en general, y en especial a la salud de la tiroides. La industrialización, la agricultura corporativa y la producción masiva de alimentos han jugado un papel crucial colocando en jaque a nuestra glándula tiroides. Son muchos los estudios que demuestran los devastadores efectos que tienen los azúcares, los granos, harinas y aceites refinados sobre la función tiroidea. Alimentos, consumidos constantemente por la gran mayoría. Inclusive la sal yodada refinada, que pretendía acabar con el problema y lo único que ha conseguido es agravarlo. Y es que, la sal, el azúcar y otros muchos productos presentes en el día a día, han sido sometidos a un proceso de refinamiento al igual que la cocaína y la heroína. Procesos, con resultados altamente nocivos para la salud.

Si bien es cierto que hay algunos alimentos que bloquean el yodo, conocidos como goitrógenos, hay dos especialmente peligrosos: los cacahuetes junto con su respectiva mantequilla y la soja en prácticamente todas sus variedades. Uno de entre los muchos ejemplos que podríamos citar de ello, es el desastroso resultado ocurrido en la década de 1960 al introducir soja en fórmulas infantiles ocasionando bocio en los bebes.

Sin ir más lejos, el aceite de soja, se utiliza en un sin fin de alimentos comerciales procesados de incalculable negatividad para nuestro organismo. Por descontado que, el estrés ambiental, los contaminantes químicos, los pesticidas, el mercurio, la fluoración y cloración del agua, las pastas dentales así como una larga lista más, contribuyen a disminuir la función de la tiroides desplazando el mineral selenio, implicado en la conversión de hormonas tiroideas T4 a T3. Sin embargo, es preciso catalogar a los aceites vegetales poliinsaturados como los más grandes terroristas en cuanto a trastornos de la glándula tiroides se refiere. Uno de los principales motivos es debido a su rápida oxidación.

El fisiólogo y Bioquímico Ray Turba, quien ha trabajado desde 1968 con la progesterona y las hormonas relacionadas, afirmó que la inesperada oleada de aceites poliinsaturados que ha invadido el mercado es la responsable de grandes cambios a nivel hormonal. Es más, los aceites vegetales refinados no saturados, bloquean la secreción de la hormona tiroides, su movimiento en el sistema circulatorio y la respuesta de tejidos a la hormona. La deficiencia de hormona tiroidea provoca un aumento de estrógeno. Dicho en otras palabras, múltiples trastornos tanto a nivel físico como psicológico. La hormona tiroidea es esencial para la fabricación de «hormonas protectoras» como la progesterona y pregnenolona.

El aceite de soja, maíz y otros muchos aceites poliinsaturados compuestos por ácidos grasos de cadena larga, se han utilizado tradicionalmente para alimentar al ganado debido a que su característica principal es la de aumentar de peso con gran facilidad. ¿Y por qué? Porque interfiere en el buen funcionamiento de la glándula tiroides.

Así es como en nuestra sociedad, por un lado se incentiva la crianza de cerdos magros mediante dichos aceites y por el otro, el de las personas obesas. ¿Casualidad o causalidad? Recordar que, una tiroides lenta, es una de las razones por la que muchas personas son incapaces de bajar de peso hagan lo que hagan.

Por todo lo expuesto, decretamos que una de las mejores cosas que puedes hacer por ti mismo tanto si padeces o no la enfermedad de Hashimoto o hipotiroidismo, es consumir buenas dosis de aceite de coco en tu dieta habitual. Sus ácidos grasos de cadena media constituidos en más del 50% por ácido láurico, contribuyen a la aceleración del metabolismo, aumentan la temperatura basal y promueven la pérdida de peso incrementando los niveles de energía. Y por si esto fuera poco, no sufre de oxidación. Cabe remarcar que el ácido láurico es el ingrediente estrella del aceite de coco. Un ácido graso esencial muy difícil de encontrar, que promueve como nadie la salud en general construyendo y manteniendo el sistema inmune.

Ingerir un mínimo de entre cinco y seis cucharadas soperas de aceite de coco a diario, ha sido suficiente para revertir casos en los que, la medicina clasicista casi daba por muerta la actividad de la glándula tiroides.

Disfruta y experimenta las bondades de este gran regalo llegado del trópico. Aceite de coco, un bálsamo de placer para tu tiroides.

III PARTE

Belleza

ACEITE DE COCO Y BELLEZA
El rey de los elixires

Es bien sabido que el universo de la belleza, permanece en constante búsqueda de la perfección. Todos y todas, anhelamos encontrar aquellas herramientas precisas para mejorar nuestra imagen sea cual fuere el punto de inflexión: piel, cabellos, peso, etcétera. Si antes lo que nos preocupaba eran las arrugas, la celulitis, el acné, la hidratación y las puntas abiertas del cabello, hoy también nos preocupa la luminosidad, la turgencia y la falta de tono. Mañana, muy probablemente en medio de esta obsesión por el PhotoShop, caeremos presas en la incansable búsqueda de cómo producir un halo irreal de la piel. Y es que, sean cuales sean los motivos a perseguir en lo que respecta a la belleza, la sociedad moderna ha basado su búsqueda en una perfección que la industria cosmética, magistralmente nos ofrece prometiéndonos «juventud y belleza» en un solo frasco.

Hemos confiado casi la totalidad de nuestras expectativas e ilusiones en el mercado de la cosmética en vez de centrarnos en rutinas saludables en referentes a la alimentación, hábitos, rutinas, deporte, etc. Horarios de trabajo extenuantes, vida urbana, publicidad y una tendencia a la comodidad «propiamente» humana, nos han alejado de soluciones transformadoras y simples en este apasionante encuentro por irradiar belleza.

Sin embargo, a pesar de todos los embates del mundo cosmético, corren tiempos revolucionarios para los consumidores de belleza. Revolucionarios, porque hará unas tres o cuatro décadas, dentro de un universo rebosante de todo tipo de ingredientes de lujo provenientes de tierras lejanas y de complejas fórmulas, es que surgen los primeros nichos de auténtica cosmética «natural» y en algunos casos completamente «orgánica», creada por grupos de inquietas mujeres y hombres de diferentes enclaves geográficos del mundo donde la vanguardia y la contraposición a la industria sucede de forma natural (Big-Sur Californiano, Grecia, Inglaterra, Francia) quienes, sirviéndose de una fuente inagotable de compuestos y productos naturales rescatan las materias primas que hasta ese momento habían permanecido sepultadas bajo la «novedad de lo moderno» en base a compuestos de siliconas, perfumes artificiales, derivados del petróleo, colorantes químicos y un sinfín de compuestos bastante antinaturales con los que lograron embrujar tanto el tacto como las narices de cientos de generaciones.

Ahí, es donde emergen con gran asombro simples elementos esenciales de la naturaleza que distan años luz de artificialidad, química o plástico alguno y que ancestralmente, han forjado a gran parte de la humanidad deleitándonos con una cantidad de beneficios que ni en las mejores fantasías narcisistas seríamos capaces de ver.

Es en este escenario donde irrumpen con fuerza las estrellas más radiantes dentro del universo de la industria de la belleza natural: los aceites vegetales, con su uso antiedad. Y en este Olimpo de los dioses, el fruto de la Palmera (el coco) se alza cual Zeus en el panteón.

Belleza Divina caminando por la jungla de asfalto

Desde tiempos inmemoriales en África, Asia, Europa y América Continental, los aceites vegetales puros de primera extracción prensados en frío han sido la base para múltiples compuestos. En esta extensa lista encontramos aceites ultraconocidos como: el de almendra, avellana, argán, jojoba, sésamo, oliva, pepitas de uva, carozo de damasco, pepitas de frambuesa y cuánta semilla oleosa, flor, raíz y corteza con propiedades medicinales hubiese existido. Sin embargo hay un aceite que destaca por sobre los demás debido a que sus incontables propiedades traspasan todo lo conocido en materia de usos. Una materia prima que tiene al mundo de la salud y la cosmética rendida a sus pies. Por descontado que nos referimos al rey de los aceites, el de coco.

Los maravillosos resultados que el aceite de coco produce tanto en pieles como cabellos, pueden verse en vivo y en directo al visitar alguna isla del pacífico o lugares como Asia o África de donde el aceite de coco, es originario. Gauguin, el renombrado pintor dejó constancia de tal maravilla en sus múltiples telas en su época polinesia. Pieles lustrosas, resplandecientes, cabellos sanos, fuertes y ultrabrillantes es lo que lucen con orgullo sus nativas. Características bien distintas a los rostros opacos, verdosos e hipersensibles que emanamos tanto las mujeres como los hombres occidentales. Un lustre que no conoce de filtros solares ni maquillajes correctores. Un brillo que no procede del exceso de grasa ni de desequilibrio alguno. Hijas, madres, abuelas, generaciones y generaciones de mujeres que por miles de años han conservado orgullosamente sus costumbres utilizando de forma magistral tanto en lo culinario, en lo higiénico como en lo cosmético a nuestro entrañable protagonista, el aceite de coco.

Por ponerte un ejemplo, las maceraciones de flores de Tiaré y de vainas de vainilla en aceite de coco dan como resultado el famoso aceite de Monoi. Uno de los compuestos de belleza más efectivos, embriagadores y placenteros tanto en el cuidado e hidratación del cabello como en los tratamientos postsolar que se conozcan a día de hoy.

Es por ello que, hay que refrescar -y nunca mejor dicho- la tan característica fragancia que desprende este maravilloso fruto capaz de trasladarnos automáticamente a un estado vacacional, de belleza y distensión. Uno de los aromas preferidos que ha inspirado a las más prestigiosas marcas del mundo entero en sus creaciones para los perfumes estivales.

El milagro multiusos y su aplicación

Primero, descartemos ciertos mitos existentes con este sublime producto. El aceite de coco gracias a sus ácidos grasos de cadena media como son el *Cáprico, Caprílico y Láurico* es capaz de equilibrar el manto lipídico de la piel. Dicho en otras palabras, equilibra, mantiene y conserva la humedad de la piel regulando el exceso de grasa así como la sequedad.

La conjunción de estos tres triglicéridos grasos forma un potente, certero e invencible exterminador de microbios y bacterias. Es decir, sana, limpia, suaviza e hidrata la piel desde su capa más superficial hasta la capa más profunda de la dermis.

Esta información, así como la de los incontables y clásicos usos del aceite de coco, la encontrarás repetida e incansablemente tanto en medios virtuales como en la escasa pero valiosa información de calidad escrita en libros y revistas. Debido a ello es que en esta ocasión, deseamos remitirnos a nuestra investigación y experiencia personal en el uso y confección de productos cosméticos así como vivencias personales. Y es que a partir de ahora, te darás cuenta que lo que vamos a detallar en la presente obra está escrito en primera persona. Esto se debe a que yo, Olga Aravena, experimenté una muy rebelde enfermedad autoinmune en la que de forma exquisita, el aceite de coco ayudó en su erradicación.

El aceite de coco y la piel

Si al igual que yo, has experimentado muchos cambios de consciencia a través del cuidado de tu cuerpo y además, algunas enfermedades o transformaciones importantes en tu biología sabrás que, encontrar productos realmente eficientes e incluso me atrevería a llamarlos milagrosos, es casi el equivalente a encontrar el amor de tu vida.

Lo experimentado durante largo tiempo tanto mediante las múltiples compras de marcas comerciales de cosmética, así como a nivel de laboratorios farmacéuticos por medio de los dermatólogos que me incentivaban a su uso, hicieron que cada vez me alejara más de los mismos y me enfocara con firmeza en una gama de productos de origen vegetal natural, algunos orgánicos y otros biodinámicos. Términos que a día de hoy deben de resultarte familiares ya que aparecen en el etiquetado y que, lejos de espantarte por sus nombres, son denominadores de aquellos productos sin intervenciones artificiales, dígase manipulación genética de la semilla, fertilizantes, conservantes químicos, etcétera, que respetan su entorno, los procesos de cosechado, recolección, extracción y por descontado, están exentos de testeo alguno con animales.

Realizada esta pequeña aclaración, volvamos a lo nuestro. Si hace unos diez años con gran descaro la astuta industria comercializaba aceite de palma refinado a precios baratísimos haciéndolo pasar por aceite de coco, hoy, para los consumidores que estamos bien informados esto nos parece una falta de respeto por no llamarlo, una auténtica aberración. Hace ya más de una década que distintas bloggers, especialistas varios y las mejores editoriales de belleza alternativa, comenzaron a abrirnos ventanas de luz en las redes sociales elogiando las incontables virtudes del aceite de coco a partir de sus experiencias en trastornos comunes y otros de reciente descubrimientos como lo son las afecciones inflamatorias y autoinmunes de las que el mundo moderno, es presa.

Dentro de ese mundo moderno se incluye quien escribe las presentes líneas. Y es que, aproximadamente once años atrás, descubrí que padecía de candidiasis rebelde provocada por una serie de alergias alimentarias hasta ese momento desconocidas por mi paladar, que alteraban mi organismo hasta el punto de provocar la proliferación de la Candida albicans, una levadura que todos albergamos en nuestros intestinos y que en algunas personas prolifera descontroladamente ocasionando una serie de síntomas que forman parte de lo que hoy día se conoce como candidiasis crónica. Patología que ya abordamos en su momento.

Pero, ¿por qué te explico todo esto?, porque dentro de dicha afección y sus principales síntomas, existen por lo menos ocho que desequilibran por completo la belleza saludable del cuerpo humano y que son de fácilmente visibles con respecto a los otros desajustes que ocurren a nivel interno de manera silenciosa de los que también el aceite de coco, con gran maestría se encargó de restaurar el equilibrio.

10 síntomas visibles en la Candidiasis y otras enfermedades inflamatorias

ACNÉ INFLAMATORIO: Esta dolencia la asociamos a la adolescencia, pero para quienes llevamos a cuesta candidiasis, puede perfectamente acompañarnos hasta pasados los 40 o 50 años. Se presenta en forma de poros obstruidos de grasa que mayormente aparecen como miliums, puntos negros constantes y permanentes. La sensación producida es que jamás conseguimos una piel limpia. Los comedones a veces están cerrados y no se pueden drenar quedando -nunca mejor dicho- enquistados en nuestra piel causando graves problemas en nuestra autoestima.

En cuanto lleves una dieta anticándida y una buena higiene personal, tu piel comenzará a desintoxicarse con mayor facilidad y su limpieza resulta mucho más cómoda, además claro está, de ganar una mayor hidratación y turgencia. Hecho que permite comenzar a disfrutar de una piel lisa. El acné inflamatorio es muy común en las personas intolerantes al gluten y a la lactosa, siendo esta última una de las mayores responsables de miliums y acné.

SOLUCIÓN ANTI ACNÉ DE ACEITE DE COCO

Alguna vez habrás escuchado que la piel es el órgano más extenso que tenemos. Cualquier desequilibrio interno que tengamos la delata, siendo la mejor aliada hasta el momento para determinar dónde estamos fallando con nuestra alimentación así como con los productos cosméticos.

Para erradicar una piel intoxicada la limpieza interna y externa es la única y definitiva solución. Créeme que no es necesario llegar al extremo de quemar la superficie con láser y mucho menos, ingerir fuertes antibióticos que destruyan tu hígado y flora intestinal. Lo que sí es innegociable, es que adoptes una serie de hábitos y rutinas tanto cosméticas como alimentarias que transformarán tu vida.

2 PASOS COSMÉTICOS PARA DESINTOXICAR LA PIEL

Rutina de limpieza

El producto más efectivo empleado hasta el momento es una mezcla de aceite de coco y un aceite esencial, en este caso, el de pomelo. Sin exagerar te digo que he usado cientos de limpiadores, desmaquillantes en gel, pads, lociones dermatológicas que en su composición llevaban alcohol, *petrollatum*, etc…, y la forma más efectiva que hay de desmaquillar y limpiar el rostro está basada en una fórmula de belleza asiática que consta de un aceite vegetal y una solución micelar o tónico.

Por la noche, uses o no maquillaje, colocarás una pequeña porción de aceite de coco en la palma de tu mano del tamaño de un guisante. Dejarás que se derrita y con movimientos suaves, sin arrastrar ni frotar, te masajearás incluyendo los ojos. El paso siguiente será pasar una muselina o algodón empapados de agua micelar para proceder a la primera extracción de maquillaje. Repetir una vez más, masajear el rostro con las yemas de los dedos y de inmediato pasar un algodón empapado. Llegados a este punto comprobarás que casi no quedan rastros de maquillaje.

Justo ahí, aplico una mezcla de tres cucharaditas de aceite de coco con 5 gotas de aceite esencial de pomelo. Esta mezcla es aconsejable conservarla en un frasco de vidrio oscuro -puede ser reciclado de una crema ya terminada- y realizo un masaje más profundo y extenso con movimientos circulares, de dentro hacia afuera sin arrastrar, ayudando a movilizar la linfa de manera que se produzca una desintoxicación más efectiva. Aquí hay que tener especial cuidado y evitar la zona de los ojos. Una vez más, volver a pasar un algodón impregnado en solución micelar y proceder a lavar con agua tibia.

Cuando el acné es muy rebelde, recomiendo usar un gel para que sientas que has arrastrado hasta la última capa de suciedad.

Para completar un poderoso sistema de limpieza, una o dos veces por semana realiza una exfoliación con una cucharadita de aceite de coco mezclado con azúcar moreno, dos gotas de aceite esencial de eucalipto y un cuarto de aspirina molida. Nuevamente, con movimientos circulares masajeas de forma suave y profunda la piel. Incluso si quieres, deseas y puedes, antes de aplicarte este ritual te auto regalas unos minutos colocándote una toalla tibia tirando a caliente sobre el rostro para abrir los poros y activar tus sentidos. Si lo haces de esta manera, termina el proceso con un buen lavado y retirada del producto exfoliante con agua fría. Seca con golpes suaves y siempre con una toalla limpia que destines única y exclusivamente para tu rostro.

PÁRPADOS INFLAMADOS: Las mucosas son unos de los componentes de nuestro organismo que más queda afectado por la *Candida albicans*. Merece la pena recordar que al tratarse de una levadura, prolifera mayormente en ambientes húmedos. Es decir, la zona lagrimal.

Sentirás que tus ojos comienzan a evidenciar una hinchazón y lagrimeo que ningún tratamiento químico puede remediar ya que te apliques lo que te apliques, comprobarás como tus ojos van perdiendo vida, se van haciendo más y más pequeños al mismo tiempo que pueden picarte e incluso arder. Y es que los ojos, son una de las ventanas del alma que con gran contundencia irradian salud y belleza y que lamentablemente la cándida, afecta sin piedad.

Los trastornos de tiroides y hormonales que en su gran mayoría son provocados por la cándida, también dejan a las mucosas altamente afligidas dejando los ojos en constante lagrimeo e hinchazón.

SOLUCIÓN CON ACEITE DE COCO

Mezcla una cucharadita de aceite de coco previamente derretido acercándolo a una fuente de calor o al baño maría con una cucharada sopera de infusión de caléndula o manzanilla. Masajea suavemente con el aceite tibio los párpados inferiores y superiores con movimientos circulares desde dentro hacia fuera para drenar. Siempre limpia y desmaquilla tus ojos con esta mezcla o simplemente con aceite de coco ya que de paso, tus pestañas se mantendrán fuertes y tupidas. Muy por el contrario que las soluciones químicas que lo único que hacen es agravar la inflamación.

PÉRDIDA Y RESEQUEDAD DEL CABELLO: Este es un apartado de vital importancia. Puedo afirmar que es una de los efectos más comunes de detección de la cándida y a su vez, una de las más visibles. ¿Por qué?, porque la cándida produce por sobre todo un fuerte desequilibrio glandular y hormonal que puede apreciarse a nivel físico a simple vista y el pelo, es una de las más claras señales al respecto. Y es que, tanto a hombres como mujeres, nos aterra la pérdida desmesurada y sostenida de cabello y su envejecimiento prematuro. El problema reside en que la gran mayoría de las veces recurrimos a soluciones cosméticas caras y estériles creyendo que el problema viene de afuera desviándonos de la verdadera causa interna que provoca semejante catástrofe. Ya sea por desconocimiento, por comodidad o simplemente por no querer ver, lo único que conseguiremos en una primera instancia mediante esos champús y lociones es parar los síntomas, pero al cabo de unas semanas, la pérdida constante de cabello en las zonas hormonales de la cabeza (zona frontal y alta), sigue su proceso.

Debo señalar una vez más, que las soluciones dermatológicas solo inciden en una acción externa que dista mucho de ser la solución.

Debido a que la cándida es un hongo, éste constantemente vuelve a nuestro cuero cabelludo por tratarse de un lugar húmedo lo cual nos conduce, a que no haya cabida para un folículo piloso sano. Y aquí, es donde de nuevo entra en juego el maravilloso aceite de coco. Su implacable acción antibacteriana y antifúngica lo convierten en el mejor ungüento con el que masajear tu cuero cabelludo antes de los lavados.

REVITALIZANTE, REPARADOR Y REGENERADOR
DEL CABELLO CON ACEITE DE COCO

4 cucharadas aceite de coco + 15 gotas aceite esencial geranio + 15 gotas aceite esencial lavanda + 10 gotas de aceite esencial de Nerolí

Mezclar cuatro cucharadas soperas de aceite de coco, 15 gotas de aceite esencial de geranio, 15 gotas de aceite esencial de lavanda y 10 gotas de aceite esencal de Nerolí. Esta mezcla, es la base de una de las mascarillas más famosas del mercado de una archifamoso estilista Inglés que ha restaurado las cabelleras de cuanto personaje famoso ha llegado a sus manos. Y ahora, tú puedes disponer de esta maravillosa mezcla con sólo conseguir un frasco de vidrio oscuro y una cucharilla de porcelana, plástico o bambú (nunca de metal) para unir los ingredientes hasta que se forme una fragante y homogénea pasta.

Toma el equivalente a una cucharada de té de esta mezcla y derrítela en tu mano. Con los dedos suavemente aplica este ungüento. Primero sobre la coronilla con movimientos circulares y luego por todo el cuero cabelludo. El proceso deberá llevarte unos diez minutos. Acto seguido, cepillar para distribuir el aceite por todo el cabello. Trenza tu pelo y espera un mínimo de una media hora antes de lavarlo.

Consejo: Si puedes permitírtelo, duerme con esta relajante mezcla. Y por sobre todo, lávate siempre con un champú neutro exento de siliconas.

Repetir una vez por semana por tres meses y luego espaciar a dos veces por mes. Tu cabello se regenerará, brillará, pesará y el cuero cabelludo se desintoxicará pudiendo retomar su función de proveerte de nuevos y fuertes cabellos.

CELULITIS Y FLACIDEZ: La flacidez es un rasgo propio del envejecimiento (pese a que cada vez más, nuestras jóvenes hijas evidencian este desequilibrio), la vida desordenada y sedentaria. La celulitis, es una gran carga de toxicidad en el organismo y deterioro de la musculación. De ello también hemos dejado constancia en la presente obra pero, créeme cuando afirmo que quienes padecemos algunos desequilibrios inflamatorios, llevamos mucha más carga de toxinas en el torrente sanguíneo y linfático, por lo que estas dos manifestaciones de la toxicidad se muestran más rebeldes de erradicar de lo que ya es de por sí.

Es de sabiduría común el nombrar a la celulitis cómo el resultado de la mezcla sin control de toxinas grasa y agua en los tejidos subdérmicos y en los nodos linfáticos. Aquí la importancia de una dieta estricta que incluya altas dosis de infusiones de hierbas y agua es primordial. Una actividad deportiva focalizada, meditación y ejercicios de respiración marcarán la diferencia. Ya sabes que en lo que respecta a productos anticelulíticos y reafirmantes que el mercado ofrece, son muy probablemente a excepción de algunas algas pardas, cafeína, hiedra, centella asiática las compras más inútiles que podrás hacer en tu vida. Poco y nada lograrán en la ardua lucha contra estas dolencias. Aquí la constancia y el método de aplicación juegan el rol principal.

En mi experiencia, el cepillado en seco para posteriormente aplicar con masajes ascendentes la mezcla que a continuación describiré, es la rutina que mayor efectividad ha demostrado en mi cuerpo. Un efecto sostenido contra la celulitis y la flacidez que siempre ha ido acompañado del consumo de aceite de coco por vía interna. El conjunto de estas dos acciones será la sinfonía más placentera y a su vez perfecta para erradicar el aspecto rugoso de las partes tratadas.

SOLUCIÓN ANTICELULÍTICA Y REAFIRMANTE DE ACEITE DE COCO

Mezcla seis cucharadas soperas de aceite de coco, más dos cucharadas de aceite de avellana chilena (el aceite de avellana chilena es la base de cientos de productos de una conocida marca francesa de cosmética que desde hace décadas, descubrieron este poderoso compuesto de nuestras tierras), 1 cucharada sopera de aceite de jojoba. A esto añádele: 20 gotas de aceite de geranio, 15 de pomelo, 15 de enebro y 10 de lavanda. Mezcla los ingredientes y conserva en un lugar oscuro y fresco. Cada día cepilla tu cuerpo en seco con un cepillo de cerdas naturales. Acto seguido tomarás la ducha o baño correspondiente. Con el cuerpo semihúmedo procederás a masajear con la mezcla anteriormente descrita tus piernas desde abajo hacia arriba, llevando siempre los movimientos finales a la zona de las ingles y la parte posterior de las rodillas. Lugares estos donde se sitúan las zonas linfáticas de «depósito de desechos». Posteriormente subirás hasta glúteos, caderas, abdomen y brazos. Si estás embarazada, no realices esta mezcla. En su lugar, sustituye los aceites esenciales mencionados por uno de manzanilla o rosa.

UÑAS QUEBRADIZAS Y DÉBILES: Existe una premisa que ocurre en casi todos los casos y es que, si nuestro cabello está débil y sin fuerza, nuestras uñas también. Las cutículas pertenecen a la familia de las mucosas. Son la intersección entre nuestra piel y las uñas además de ser las encargadas de mantener saludable el nacimiento y crecimiento de éstas. Es muy fácil que cuando nuestro sistema inmune decae, las cutículas pierdan elasticidad y muchas veces logren infectarse de microbios y bacterias sin que logremos percatarnos de ello hasta que ya es demasiado tarde y nuestras uñas, son un desastre.

ESMALTE DE UÑAS DE ACEITE DE COCO

El ritual que detallo a continuación tiene dos partes, por descontado que ambas son, con nuestro querido aceite de coco.

1ª parte

Luego de limar las uñas y estando sin esmalte alguno, procede a mezclar una cucharadita de azúcar rubia con una cucharadita de aceite de coco. Mezclar en las manos y procede a efectuar una masaje sobre cada dedo, por dentro de la palma y sobre tus muñecas. Ahí comprobarás lo placentero que resulta masajear nuestras maravillosas manos que por norma general, siempre están rígidas trabajando sin cesar para nosotras haciendo todo tipo cosas, cortar, teclear, escribir, cocinar, etcétera. Siempre trabajan, piénsalo.

Este masaje durará unos cinco minutos.

2ª parte

Procede a lavar suavemente tus manos y sécalas. Ahora, derrite en tus manos el equivalente a un guisante de aceite de coco que aplicarás sobre cada cutícula, una por una masajeando todos los nacimientos de las uñas. Se constante y profundiza con el masaje. Si cuentas con guantes de algodón de los que venden en las tiendas de artículos para el hogar, colócatelos y prepárate para dormir. Despertarás con manos suaves y sanas. Repite esta operación una o dos veces por semana.

BOCA Y DIENTES: Una vez más volvamos al sitio viscoso e indispensable de nuestras mucosas. La boca y todo lo que hay dentro es un reservorio ilimitado de bacterias y gérmenes. Esto, aunque te suene a comercial de dentífrico, es tal cual. Una de las recetas más conocidas en la actualidad es la de la pasta de dientes estrella que te mantendrá alejada no sólo de la cándida y herpes, sino que además, te ayudará a blanquear, sanear y refrescar tu boca sostenidamente.

PASTA DENTRÍFICA CON ACEITE DE COCO

Mezcla una cucharada sopera de aceite de coco derretido, más una cucharada sopera de bicarbonato de sodio y dos gotas de aceite esencial de menta.

Limpia tus dientes con esta mezcla y enjuágate como de costumbre.

Los efectos de esta receta se centran en la prevención de las caries de manera natural, la eliminación del mal aliento así como la reducción del riesgo de padecer dientes picados y gengivitis. Todo ello gracias al poder antimicrobiano del aceite de coco. Además, hay que sumarle que gracias al bicarbonato de sodio, obtendrás un efecto blanqueante.

Según «los expertos en odontología», no existen pruebas científicas que avalen los beneficios de esta mezcla, es más, algunos se atreven a nombrarla como peligrosa por lo abrasivo del bicarbonato de sodio. Sin embargo, al parecer se les olvida que las pastas químicas blanqueadoras así como los geles que debilitan las encías y dientes durante los procesos de blanqueamiento dental «profesional», el flúor y los endulzantes artificiales de los dentífricos, «son de lo más inofensivos».

PARA TUS LABIOS

Mezcla una cucharada sopera de aceite de coco con media cucharada sopera de manteca de karité y una gota de aceite esencial de geranio. Conserva esta mezcla en un frasco de vidrio oscuro y masajea tus labios en la mañana y en la noche o cuando los sientas resecos y quebradizos.

Como dato opcional, puedes añadir una cucharadita de miel para obtener una mezcla idéntica a la que emplea nuevamente una famosa marca francesa.

BELLEZA VAGINAL: Cuando hablamos de la belleza, siempre dirigimos la mirada hacia las zonas socialmente bien entendidas pasando por alto una de las zonas de mayor hermosura, gracia y porque no mencionarlo, con la que mayor placer y vida experimentaremos en nuestra encarnación. Quienes hemos tenido el honor de nacer mujeres, sabemos a lo que aquí hago referencia. Y lejos de extenderme en los millones de tabúes y desequilibrios que las mujeres experimentamos, además de los múltiples bloqueos emocionales que nos impiden llegar a disfrutar de nuestra vulva y vagina cómo podríamos en realidad hacerlo, peor aún es que, ciertas patologías y bajas del sistema inmune nos dejen expuestas a infecciones que nos alejan de la zona del placer para llevarnos rápidamente a la del dolor. Así es nuestro lugar sagrado, sin medias tintas.

Uno de los mayores regalos que recibí del aceite de coco fue usarlo como bálsamo vaginal contra la cándida, como lubricante, como simple hidratante y por último, porque adoro su olor y la protección que me brinda ante todo tipo de hongos así como bacterias que abundan por doquier.

CUIDADOS VAGINALES CON ACEITE DE COCO

El uso es muy simple ya que aquí no hay mezclas que valgan. Sólo hay que tener extremo cuidado en que las manos estén muy limpias y recién lavadas. La cantidad a utilizar es poco más de un guisantito de aceite de coco, colocada en la palma de la mano. Derretir e introducir en la vagina suavemente impregnando todas las zonas sensibles. Idealmente hacer esto después de la ducha o el baño.

Puedo corroborar y doy fe de ello que, no existe ningún producto más efectivo y extremadamente agradable que el aceite de coco para mimar y acariciar aquel mágico rincón de nuestra belleza.

BRONCEADOR Y AFTERSUN: Una de las mayores frustraciones que experimenté a nivel cosmético, fue comprobar que todos los protectores solares sin excepción me causaban alergias en la piel. He de reconocer que, el hecho de querer que mi piel blanca luciese un maravilloso y típico bronceado veraniego, me hacía sufrir bastante. Pero como no hay mal que por bien no venga, gracias a los experimentos y a volverme altamente responsable con los horarios de la toma de sol, es que logré mantener un color y suavidad que jamás había conseguido con los bronceadores de farmacia.

MEZCLA SOLAR Y AFTERSUN CON ACEITE DE COCO

Esta mezcla solar consta de 6 cucharadas soperas de aceite de coco, 3 cucharadas soperas de aceite de avellana, una cucharada sopera de aceite de sésamo, una cucharada sopera de aceite de pepita de frambuesa y

15 gotas de aceite esencial de Zanahoria o macerado de la misma. A modo opcional, si es que tomas el sol a horas poco adecuadas agregar una cucharada sopera de óxido de zinc.

Para esta mezcla necesitas una botella liviana de plástico no contaminante o en su defecto, una botella de vidrio de fácil manejo ya que al estar expuesta al calor, los aceites se vuelven extremadamente fluidos y si los almacenas en un frasco, podrías experimentar más de un accidente al abrir la tapa del mismo. Por ende, insisto en la necesidad de guardar la presente mezcla en una botella.

Antes de la exposición solar aplica sobre todo el cuerpo esta mezcla. Deja pasar unos minutos hasta que se absorba bien y ya puedes tomar el sol (desde las 8 hasta las 10 am, y desde las 17 hasta las 19 pm). Jamás te expongas con esta mezcla en los horarios riesgosos de sol a no ser que tu piel sea morena de por si, debido a que podrías llevarte una sorpresa quemándote más de la cuenta.

Por cierto, si eres una persona con la piel grasa con comedones, suprime el aceite de sésamo en la mezcla. Así de simple.

Cuando se padece de candidiasis, mucho niveles de vitaminas entre ellos la D, E y del complejo B, tienden a estar muy bajos. Por lo mismo, es que mi sueño era irregular como también las dosis de energía efecto yo-yo con los que transitar el día.

Darme el tiempo pertinente para tomar baños de sol a diario, es una de las acciones más inteligentes y eficaces que he practicado en mi vida en pos de mi salud. Sin embargo, he de decir que el acto casi heroico de prescindir de los bronceadores comerciales y utilizar mis propio bronceador casero, fue cuando comprobé lo mucho que dichos bronceadores maltrataban resecando la piel en sobremanera, además claro está, de su toxicidad química, alcohol, etcétera.

La mezcla aquí presente, me devolvió una maravillosa tonalidad de piel, hidratación, brillo y la salud que mi piel había perdido ¡y tanto necesitaba! Eso, sin contar las grandes cantidades de vitaminas y nutrientes que sólo se sintetizan cuando nos exponemos al astro rey: el Sol.

Es imprescindible que resetees la información con que nos invaden los medios. El Sol es salud, vitalidad, energía, alegría, es vida y el aceite de coco, es el amante perfecto con su fragancia y textura sedosa para vivir un romance ideal en los bellos días de verano.

Para ir finalizando el presente punto en lo que respecta a esta misma mezcla, también puedes o mejor dicho deberías utilizarla siempre después de la ducha para prolongar los saludables efectos del Sol.

Refresca, hidrata, nutre y obsequia un resplandor hermoso gracias a esta maravillosa fusión de aceites.

El polifacético aceite de coco

Hace varios años que el aceite de coco siempre me acompaña con sus mágicas propiedades al finalizar mi jornada. A veces, he llegado a cuestionarme si exagero con su uso, pero la verdad es que al igual que yo, existen millones de mujeres en el mundo tales como madres, adolescentes, aventureras del mundo «*beauty*», ecoactivistas, etcétera que han caído rendidas frente al magnífico redescubrimiento del aceite de coco entregándonos sus experiencias y sus hazañas alquimistas en la cocina que no hacen otra cosa más que reforzar todavía más, lo saludable, útil y amigable que resulta utilizar el aceite de coco tanto a nivel externo como interno.

ACEITE DE COCO PARA PROTEGERSE DE LOS PRODUCTOS DE LIMPIEZA: Antes de sumergir tus manos en agua, lavar la vajilla o bien emplear cualquier tipo de producto de limpieza, derrite entre tus manos un poco de aceite de coco para crear una capa protectora frente a la masiva concentración de productos químicos altamente perniciosos.

ACEITE DE COCO CONTRA LAS TENSIONES: Cuando existe nerviosismo, tensiones, ansiedad, etcétera, es muy recomendable utilizar aceite de coco con algunas gotas de lavanda para masajear los músculos, cervicales, nuca, muñecas y antebrazos. Esta sencilla mezcla, brinda a tus sentidos un profundo efecto relajante.

USO FACIAL DEL ACEITE DE COCO: El rostro es una misteriosa manta de terminaciones nerviosas, porosidad y emociones sin parangón que expresa todo lo que somos. Es decir, refleja nuestra vida. Y es que cada rostro es un mundo aparte que merece ser estudiado y tratado prestándole especial atención.

Quizás, puedas preguntarte por qué todavía no he descrito ningún hidratante facial con aceite coco y en cambio, sí que detallé un exfoliante y una limpiadora. Bien, esto se debe a que más allá de los tipos de pieles con los que la industria cosmética generaliza (seca, grasa, mixta, más de treinta años, menos de 60 años, etc...), nuestro rostro va experimentando muchas metamorfosis a lo largo de nuestra vida tales como gratitud, resequedad, alergias, signos de la edad y un infinito etcétera

Varios son los puntos a tener presentes a la hora de utilizar eficazmente el aceite de coco en el rostro. El primero dada mi experiencia, es que comiences utilizándolo sobre la piel preferentemente a modo de limpieza, como exfoliante, mezclas para lociones corporales y por descontado como bronceador. Una vez hayas experimentado los beneficios aquí detallados y otros más, te animo a que realices tus propios ungüentos.

Si bien el aceite de coco es de fácil penetración, no en todos los casos entrega la hidratación completa y jugosa que por ejemplo, una piel envejecida y dañada por el sol necesita. Por ello, lo primero que siempre debes hacer antes de utilizar un aceite o una mezcla de varios aceites como hidratante antiedad, es cerciorarte de que tu piel esté recién limpia y humectada. La humectación se la puedes otorgar con un simple spray de agua termal, tónico sin alcohol o mediante una buena infusión de manzanilla. ¿Por qué? Porque los aceites necesitan penetrar en la piel correctamente y eso siempre, y repito siempre es facilitado por un conductor que en este caso es el agua. Recordar que cualquier crema, es la simple mezcla de agua, aceite y un aglutinador (emulsificante).

Asombrosas resultan las mezclas para usos faciales en las que se combina el aceite de coco con un agente acuoso como el Aloe Vera y destilados de hierbas. El tándem que el aceite de coco ejerce con el aceite de Jojoba (un aceite repleto de ceramidas), aceites esenciales como el geranio, la lavanda y el pomelo así como con hidrolatos florales, pueden convertirse en una magistral bomba de belleza.

El aceite de coco y la gran oleada informativa de belleza

Insertos en la paranoia del término antiedad, mujeres y hombres dejamos ingresar en nuestras mentes el rechazo al proceso del envejecimiento relacionándolo con la fealdad y el deterioro. Cuando comprendamos realmente que habitamos un cuerpo humano que trasciende en términos mucho mayores a los que la industria, la publicidad y los medios de poder que el mundo cosmético desea vendernos, probablemente asumamos el paso del tiempo de manera relajada, inteligente y mucho más bella. Conectarnos con el proceso del tiempo valorando la experiencia de los momentos vividos es con diferencia, uno de los mejores secretos de belleza que tu propia vida te regala sin mezquindad alguna. Reconocerte única de la cabeza a los pies sin odiosas comparaciones, es un excelente comienzo.

Recuerda los tormentos que tenías sobre tu autoestima cuando tenías entre 18 y 25 años. Tu inseguridad acerca de la manera en que querías verte, o que te vieran. El nulo autoconocimiento, tus miedos con respecto a tu cuerpo, etcétera te hacían presa fácil de todo tipo de modas. Pero ahora, al conocerte mejor o que por lo menos tienes dicha inquietud y comienzas a mirar a tu alrededor, te sorprenderás transformada en una crítica observadora de las industrias, de la manipulación del término belleza, de nuestro universo femenino, de la experimentación con animales, del mal gusto en la publicidad, los filtros digitales forzando una imagen estilizada hasta límites ridículos, etcétera. Y todo ello, para que enloquezcas ante la perfección.

En este contexto, nos encontramos en la era donde la información nos abre las puertas ante una luz sabia y amorosa como lo son los compuestos naturales y sus usos caseros. Envejecer con belleza es posible. Incluso enamorarnos de nosotras mismas, simplemente porque te reconcilias con tu verdadera yo, esa diosa camuflada en forma de mujer moderna que logra conectarse con los elixires de la tierra tan fácilmente que, siente estar ante un gran precipicio de liberación y conocimiento como nunca antes nos fue otorgado. Es nuestro deber perder el miedo a explorar nuestra faceta de magos, de alquimistas. Como humanos, hemos perdido esta característica. Nos encontramos justo en un momento en la historia de la humanidad en el que con fuerza, cientos de compuestos de la más alta vibración como el aceite de coco, resurgen desde las entrañas de la naturaleza permitiéndonos encontrarnos, conocernos y sanarnos de todo tipo de desequilibrios regresándonos a nuestra belleza original. Comunicarnos con aromas, texturas de árboles y plantas que son mujeres, hombres, que son tierra, mar, que provienen de la misma fuente eterna y perfecta, es un paso vital para aceptar, amar, embellecernos de forma tanto interna como externa tan definitivamente que ya no existirá una vuelta atrás.

Los velos de ignorancia caen uno por uno. Ahora, nuestro mayor aliado el aceite de coco ha llegado para quedarse y se encuentra a un paso de nuestras manos, de nuestros cuerpos, de nuestra salud.

MEDITACIÓN PREAPLICACIÓN

Como ya sabrás, formamos un equipo indisoluble entre cuerpo, mente y alma. Cada vez que a diario realices el gesto de aplicarte un producto sobre tu cuerpo, toma conciencia de ello y armonízate mediante una simple meditación pues estarás creando y abriendo canales inteligentes llenos de maravillosa información en pos de tu belleza.

Aquí dejo una pequeña pero efectiva meditación para antes de tus rituales con el aceite de coco:

«Ahí en el Olimpo, donde reina la armonía perfecta, te encuentras de pie frente a un espejo ovalado repleto de incrustaciones de perlas y brillantes. Tus pies, son bañados por el tibio mar color turquesa que desprende olor a vida. Por encima de tu cabeza, flotan libélulas doradas en una danza alegre y tranquila desprendiendo destellos que rozan suavemente todo tu cuerpo. En cada palma de tu mano, en tus dedos y en las yemas de tus dedos sientes la vibración de tu respiración, el latido de tu corazón, el fluir de tu sangre, la vida. Permaneces inmóvil frente al espejo, radiante, bella, inhalando y exhalando amplio y profundo.

Entre el espejo y tú, se encuentra un cofre lleno de maravillosos elixires que generosamente te han entregado los hermanos del mundo vegetal, marino y floral. Lentamente avanzas hacia esta sagrada Arca de la Belleza, reconociendo uno a uno sus tesoros. Y entre todos ellos, arriba del todo transparente y fragante, medio líquido, medio sólido, fluyendo suavemente entre algas y flores, reconoces el aceite de coco. Lo tomas entre tus manos, lo derrites a conciencia deleitándote con su aroma, con su textura y procedes a aplicártelo sintiendo como el aceite de coco comienza a danzar el baile de la eterna juventud. Aquella que se ríe del tiempo, aquella que no sabe de edad».

IV PARTE

La Cuisine Recetas

Ensaladas

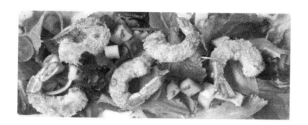

ENSALADA DE GAMBAS REBOZADAS CON COCO

DIFICULTAD:**FÁCIL** TIEMPO:**20 MINUTOS** RACIONES:**3**

{ INGREDIENTES }

1 huevo batido
50 g de coco rallado
6 guindillas secas sin pepitas
20 gambas rojas grandes peladas dejando la cola
2 cucharadas de miel
1 cucharada de vinagre fermentado de manzana
3 cucharadas soperas de aceite de coco orgánico
1 cucharada sopera de aceite de oliva
2 mangos maduros
1 manojo de cilantro
2 limas (zumo)
Un mix de hojas verdes
Sal de mar
Pimienta negra recién molida

Precaliente el horno a 200 °C. Corte las guindillas en finas láminas y mezcle junto al coco rallado, sal y pimienta al gusto.

Sumerja las gambas una a una en el huevo batido sin mojar la cola y después, cúbralas con la mezcla para el rebozado.

Coloque las gambas sobre una bandeja de horno con papel de horno y hornear durante 10 minutos.

Mientras tanto, corte los mangos en cubos de 1 cm. Pique las hojas de cilantro y exprima las limas para obtener su zumo. Acto seguido mezcle todo en un cuenco para que el mango se vaya marinando.

En otro recipiente mezcle enérgicamente la miel, el vinagre y el aceite de coco.

Sirva la ensalada con las gambas todavía templadas.

175

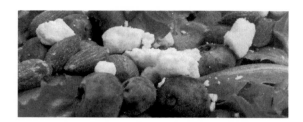

ENSALADA DE ARÁNDANOS CON ACEITE DE COCO

DIFICULTAD:**FÁCIL** TIEMPO:**5 MINUTOS** RACIONES:**2**

{ INGREDIENTES }

4 tazas de hojas verdes orgánicas para la ensalada mixta
1 taza de arándanos orgánicos frescos
1 cucharada. de jugo de limón recién exprimido
2 cucharadas soperas de aceite de coco derretido
1/4 cucharadita de sal marina
1/4 cucharadita de pimienta negra recién molida
2 cucharadas de cilantro fresco finamente picado
1 cucharada de semillas de calabaza
1/2 cucharadita de semillas de sésamo
1/4 cucharadita de ralladura de limón fresco

En un tazón grande combine las hojas verdes junto con los arándanos y dejarlo aparte.

En otro tazón de tamaño pequeño mezcle el jugo de limón, el aceite de coco derretido, la sal marina, la pimienta negra recién molida y el cilantro fresco picado bien fino.

Vierta la mezcla sobre las hojas verdes.

Añada las semillas de calabaza, de sésamo y revuelva hasta combinar con el resto de los demás ingredientes.

Coloque todo en una bandeja o recipiente para servir.

Decorar con la ralladura de limón fresco.

Servir frío.

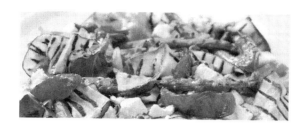

ENSALADA DE VERDURAS ASADAS CON ACEITE DE COCO

DIFICULTAD:**FÁCIL** TIEMPO:**40 MINUTOS** RACIONES:**3**

{ INGREDIENTES }

500 g de camote pelado y cortado en trozos de 4 cm.
500 g de patatas rojas baby lavadas
4 dientes de ajo pelados
1 pimiento rojo grande cortado en trozos gruesos
1 cebolla roja grande cortada en tiras gruesas
1/4 taza de piñones tostados
100 g de hojas de rúcula tierna
2 cucharadas de jugo de limón
4 cucharadas soperas de aceite de coco derretido
1/4 taza extra de aceite de oliva
2 cucharaditas de jugo de mostaza de grano entero sin azúcar
2 cucharadas de orégano fresco finamente picado
Sal de mar
Pimienta negra recién molida

Precaliente el horno a 220 °C. Coloque las patatas, el camote, el ajo y el aceite de coco derretido en un bol y mezclar.

Coloque la mezcla en una gran bandeja de horno en una sola capa. Sazone con sal y pimienta. Hornear 20 minutos. Gire las patatas y el camote. Añada el pimiento y la cebolla roja. Hornear 15 minutos y agregar los piñones a las verduras para asar durante 5 minutos o hasta que las verduras estén doradas y tiernas. Retirar 10 minutos hasta enfriar ligeramente.

Mientras tanto, coloque el jugo de limón, el aceite de oliva, la mostaza y el orégano en un frasco con tapa de rosca. Agitar bien para combinar. Coloque todos los ingredientes en un gran recipiente y vierta el aderezo. Mezcle suavemente. Sazone al gusto.

Servir.

177

La Cuisine Recetas

Sopas

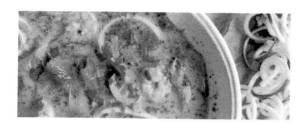

SOPA TAI CON GAMBAS, ZUCCHINI Y LECHE DE COCO

DIFICULTAD:**FÁCIL** TIEMPO:**35 MINUTOS** RACIONES:**3**

{ INGREDIENTES }

2 zanahorias
400 ml de leche de coco sin azúcar
200 ml de caldo de verduras (pollo o pescado)
2 chiles rojos
1 manojo de cilantro fresco
200 g de gambas frescas
1 cucharada de jengibre fresco rallado
2 cucharadas de pasta de curry (tailandés verde)
2 zucchini (calabacines-zapallitos)
3 cucharadas de aceite de coco

Lave y limpie las gambas.

Ralle la zanahoria, el jengibre y reservar.

Caliente el aceite de coco en una olla, agregue la pasta de curry y fría durante 30 segundos. Acto seguido añada la zanahoria, el jengibre rallado y remueva durante otros 30 segundos. Luego, vierta la leche de coco y siga removiendo durante 5 minutos a fuego lento.

Corte el chile y el cilantro. Realice los spaghetti de calabacín y añádalos al caldo de verduras junto con el chile y los camarones. Cocinar durante 4 minutos a fuego lento.

Sirva y decore el plato con abundante cilantro fresco finamente picado.

Siéntase libre de agregar otras verduras o ingredientes al gusto como por ejemplo, setas, pimientos, calamares, etcétera.

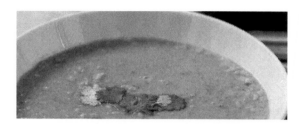

CREMA DE LENTEJAS PICANTE CON LECHE DE COCO

DIFICULTAD:**FÁCIL** TIEMPO:**80 MINUTOS** RACIONES:**4**

{ INGREDIENTES }

1/2 cebolla morada grande picada
1/2 chile rojo
1 trozo de jengibre fresco (pelado)
1 diente de ajo
200 g de lentejas rojas
300 ml de leche de coco sin azúcar
0,7 l de agua pura (o filtrada)
1 cubito de caldo vegetal orgánico
1 cucharadita de cilantro molido

1 cucharadita de paprika
1 cucharadita de comino negro
Sal del Himalaya
Pimienta negra recién molida
1/4 cucharadita de ralladura de limón fresco
1 limón o lima (jugo)
3 cucharadas de aceite de coco

Picar finamente la cebolla morada.

Calentar el aceite de coco en una cacerola y añada la cebolla, sazonar, tapar y dejar que se ablande durante varios minutos.

Mientras tanto, pique el chile, machaque y triture el ajo y ralle el jengibre. Añádalo a la sartén, cubra y cocine por unos minutos más hasta que los sabores y aromas comiencen a fusionarse.

Lave y enjuague las lentejas rojas. Añádalas a la sartén junto con el cilantro molido, el pimentón y el comino. Mezcle bien y luego viértalo en la leche de coco y el agua.

Espolvoree con el caldo de verduras, una pizca de sal del Himalaya y la pimienta negra recién molida.

Tápela, lleve a ebullición y luego baje a fuego lento durante cuarenta minutos asegurándose de remover frecuentemente.

Exprima el limón y reserve su jugo.

Cuando las lentejas estén blandas y casi se hayan desintegrado formando una sopa espesa y cremosa, retire del fuego, vierta el jugo de limón, pruébela y sazone al gusto. Sirva y adorne con unas hojas de cilantro fresco finamente troceado.

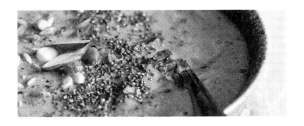

SOPA DETOX ALCALINIZANTE

DIFICULTAD:**FÁCIL** TIEMPO:**35 MINUTOS** RACIONES:**2**

{ INGREDIENTES }

1 manojo de espárragos verdes frescos picados
1 cebolla pequeña finamente picada
1 manojo de hojas de Kale (col rizada) picada
1 bulbo de hinojo finamente picado
1 taza de espinacas frescas
2 tallos de apio picados
1 taza y media de caldo de verduras
2 dientes de ajo machacados y picados
3 cucharadas de aceite de coco
1 limón (solamente jugo)
Nueces y semillas tostadas para decorar

Caliente el aceite de coco en una olla de sopa.

Añada la cebolla previamente picada, el ajo, los espárragos, el hinojo, el apio y cocine a fuego lento durante 5 minutos.

Añada el caldo de verduras. Lleve a ebullición y cocine a fuego lento durante 5-7 minutos.

Añada las hojas de kale, las espinacas y retire del fuego.

Deje reposar unos tres minutos y acto seguido colóquelo en la licuadora.

Agregue el jugo de limón procese hasta obtener una crema suave. En caso de ser necesario, añada más caldo de verduras para ajustar obtener la textura deseada.

Servir caliente, cubierto con nueces y todo tipo de semillas tostadas.

183

La Cuisine
Recetas
Frituras

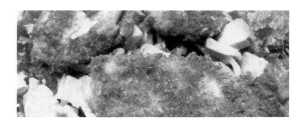

POLLO CRUJIENTE CON ENSALADA DE AGUACATE

DIFICULTAD:**FÁCIL** TIEMPO:**25 MINUTOS** RACIONES:**4**

{ INGREDIENTES }

4 pechugas grandes de pollo
50 g harina de almendra
2 huevos de gallina feliz
85 g de láminas o copos de coco
4 cucharadas de aceite de coco
4 tazas de hojas verdes orgánicas para la
ensalada mixta
1 aguacate
1/2 cebolla morada pequeña

50 g de arándanos deshidratados sin azúcar
1/4 semillas de girasol
1 limón (jugo)
2 cucharaditas de mostaza de grano entero
sin azúcar
50 ml aceite de oliva extra virgen
Sal de mar
Pimienta negra

Coloque 3 tazones: uno con harina de almendra, otro con los huevos batidos sazonados con sal y pimienta y el último con copos de coco.

Rebozar las pechugas de pollo: primero en los huevos, luego en la harina de almendra y a continuación en los copos de coco presionando con firmeza.

Caliente 4 cucharadas soperas rebosantes de aceite de coco en una sartén a fuego medio-alto. Cuando esté caliente, cocine las pechugas hasta que se doren. Mientras tanto, prepare la ensalada. Coloque el mix de hojas verdes junto con el aguacate cortado en cubitos, los arándanos, las semillas de

girasol y la cebolla en rodajas bien finas en una bandeja o en su defecto en dos cuencos.

Vierta el jugo de limón, la mostaza y el aceite de oliva y mézclelo todo lentamente. Sazone con sal y pimienta si así lo desea y aliñe generosamente la ensalada.

Retire las pechugas de la sartén. Si fuera necesario, absorba con papel secante el aceite restante. Colóquelas sobre la ensalada y servir.

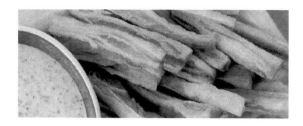

YUCA FRITA
CON MAYONESA A LA LIMA

DIFICULTAD:**FÁCIL** TIEMPO:**45 MINUTOS** RACIONES:**3**

{ INGREDIENTES }

1 yuca pelada
4 cucharadas de aceite de coco
3/4 taza de mayonesa casera
1 cucharada de jugo de lima fresca
1 cucharada de cilantro fresco (finamente picado)
1/4 cucharada de salsa picante (opcional utilizar ají amarillo)
1/2 cucharadita de sal marina
Pimienta negra

Corte la yuca en rodajas gruesas de unos 2 cm por unos 7-9 cm de largo.

Colóquela en una olla y cubra con agua fría. Lleve el agua a ebullición suave y deje hervir aproximadamente unos 10 minutos (hasta que la yuca se perfore fácilmente con un tenedor).

Cuando esté lista la yuca, escúrrala y déjela que repose durante unos minutos.

Mientras, caliente el aceite de coco en una sartén grande a fuego medio-alto. Coloque la yuca en el aceite y fríala rotando hasta que estén crujientes y doradas (10 minutos en total).

Cuando la yuca esté lista colóquela en un plato cubierto con papel absorbente y sazone con sal marina y pimienta negra recién molida.

En un tazón combine magistralmente la mayonesa casera, el jugo de lima, la salsa picante y el cilantro finamente picado.

Servir.

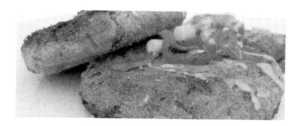

HAMBURGUESAS DE SALMÓN Y CAMOTE

DIFICULTAD:**FÁCIL** TIEMPO:**75 MINUTOS** RACIONES:**4**

{ INGREDIENTES }

2 camotes (cocidos con piel)
1 cucharada de harina de coco
200 g de salmón (cocido)
1 chile (finamente picado)
2 cebolletas (picadas)
1 puñado de cilantro (picado)
1 diente de ajo (picado)
1 cucharada de Tahini
1 limón
Sal de mar
Pimienta negra
3 cucharadas de aceite de coco

Ase el camote en el horno a 200 °C. durante 45 minutos hasta que quede blando. Cuando el camote se enfríe retirar la piel con ayuda de una cucharita. Acto seguido, añadir todos los ingredientes (menos el aceite de coco) y mezclar bien.

Con la mezcla realizada comience a formar las hamburguesas con sus manos ayudándose con más harina de coco. Cuando ya estén formadas las hamburguesas imprég-

nelas bien con la harina de coco. Esto hará que adquieran un aspecto marrón.

Caliente el aceite de coco en una sartén a fuego medio-alto, añada las hamburguesas. Acto seguido, colóquelas en el horno durante media hora hasta que queden doradas.

Servir adornando con más cilantro, chile y otro chorrito de jugo de limón.

La Cuisine Recetas

Horneados

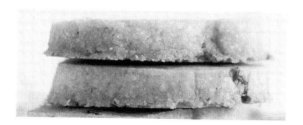

GALLETAS DE QUINOA, PLÁTANO Y NUECES PECÁN

DIFICULTAD:**FÁCIL** TIEMPO:**43 MINUTOS** RACIONES:**30**

{ INGREDIENTES }

1 taza de aceite de coco orgánico
1 plátano maduro grande (triturado)
85 g de miel cruda
2 tazas y media de harina de quinoa
30 g de harina de almendra
1 cucharadita de extracto de vainilla pura
1/4 cucharadita de sal marina
1/4 taza de nueces (picadas)
1/4 cucharadita de canela molida

En un cuenco grande mezcle el aceite de coco, el plátano y la miel. Una vez esté bien mezclado añada la vainilla, la canela, la sal de mar y vuelva a mezclar.

Acto seguido cuando esté bien homogénea la mezcla añada la harina de quinoa y de almendra y mezcle nuevamente. Y por último, una vez más añada las nueces bien picadas y vuelva a mezclar. Traslade la mezcla a un pedazo grande de papel de pergamino, enrollar y apretar fuertemente hasta conseguir más o menos una anchura de unos 5 cm de ancho.

Congele por 15 minutos hasta endurecer.

Precaliente el horno a 350 ºC.

Desenrolle el papel y con un cuchillo bien afilado vaya realizando cortes para obtener galletas de máximo 1 cm de espesor. Si la masa está demasiado dura, deje reposar a temperatura ambiente unos minutos. Si le quedara demasiado blanda, congélela de nuevo. Una vez estén cortadas las galletas, colóquelas en una bandeja para hornear sin engrasar.

Hornear durante 18-22 minutos a 350 ºC., o hasta que se doren.

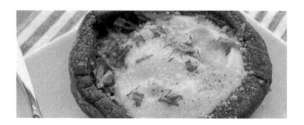

HUEVOS AL HORNO CON BASE DE HONGOS PORTOBELLO

DIFICULTAD:FÁCIL TIEMPO:30 MINUTOS RACIONES:2

{ INGREDIENTES }

4 hongos portobello grandes (sin tallo y limpios)
3 cucharadas de aceite de coco (derretido)
1/2 cucharadita de sal marina
1/2 cucharadita de pimienta negra
1/2 cucharadita de ajo en polvo (o un par de ajos finamente picados)
4 huevos grandes de gallina feliz
2 cucharadas de queso de oveja (rallado)
4 cucharadas de perejil o cilantro picado (picado para adornar)

Precaliente el horno a temperatura alta y coloque la bandeja para hornear en el centro del horno.

Unte bien los hongos con el aceite de coco.

Espolvoree con una pizca de sal de mar, pimienta negra recién molida y el ajo en polvo o en su defecto con ajo fresco finamente picado.

Hornear por 5 minutos hasta que estén tiernos.

Retire del horno los hongos.

Encienda el horno en la modalidad de gratinar temperatura a 400 °C.

Coloque un huevo en cada hongo y espolvoree con el queso.

Hornear hasta que las claras de huevo estén cocidas. Retirar

Salpimentar, adornar con perejil y servir.

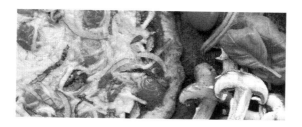

PIZZA DE QUINOA A LAS HIERBAS

DIFICULTAD:**FÁCIL** TIEMPO:**55 MINUTOS** RACIONES:**2**

{ INGREDIENTES }

1 taza y media de harina de quinoa
3/4 taza de agua tibia
1 sobre de levadura orgánica
3 cucharadas de aceite de coco
1 cucharada de semillas de linaza
3/4 cucharadita de sal marina
*1/2 cebolla roja (en rodajas)
*10 champiñones (laminados)
*10 tomatitos cherry (de colores)
*2 cucharadas de albahaca fresca

*12 aceitunas negras (troceadas)
1 cucharadita de albahaca seca
1 cucharadita de comino negro
1 cucharadita de orégano fresco (o seco)
1 cucharadita de tomillo (seco)
1 cucharadita de semillas de hinojo
1/2 cucharadita cúrcuma
*Queso de oveja (rallado)

En un bol coloque la harina de quinoa, la levadura orgánica, el aceite de coco derretido, las semillas de linaza, el comino y a continuación, el agua caliente con la sal de mar diluida y mezcle bien los ingredientes hasta que la masa tenga forma de bola y sea compacta.

Impregne la bola con un poco de aceite de coco, cúbrala y déjela reposar 20-25 minutos (o más si fuera necesario).

Precaliente el horno a temperatura alta. Coloque la bola de masa de pizza en una tabla de madera, espolvoree con harina y comience a amasar.

Coloque la masa en el horno y hornee a temperatura alta durante un máximo de 10 minutos, mientras prepara el resto de los ingredientes. Retire la masa de la pizza parcialmente cocida y coloque los *ingredientes. Colocar al horno hasta que la masa esté hecha y el queso fundido.

Mientras, en un recipiente prepare una salsa con abundante aceite de oliva, cúrcuma, albahaca seca, tomillo seco e hinojo. A modo opcional, puede saltear la mezcla. Retire del horno. Aliñe la pizza con la salsa de hierbas y lista para servir.

Salpimentar, adornar con perejil y servir.

La Cuisine Recetas

Postres

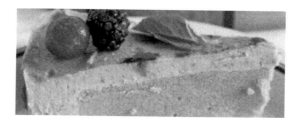

PASTEL DE BANANAS Y BERRIES SIN COCCIÓN

DIFICULTAD:**FÁCIL** TIEMPO:**40 MINUTOS** RACIONES:**8**

{ INGREDIENTES }

3 plátanos grandes maduros
2 tazas de fresas congeladas (u otras bayas)
8 cucharadas de aceite de coco
2 tazas de dátiles
2 tazas de castañas de cajú (o almendras, macadamia)
2 naranjas (peladas)
Menta (opcional para la decoración)

Ponga los plátanos, las bayas y 4 cucharadas de aceite de coco en la licuadora y combinar hasta que quede una pasta homogénea.

Extienda la mezcla uniformemente en un recipiente redondo. Este, debería ser un poco más pequeño que el segundo que utilizará para la parte de arriba del pastel (en el caso de no tener dos recipientes de diferente tamaño, haga la parte inferior del pastel y agregue la capa de crema en el mismo recipiente). Congelar hasta que quede sólido.

La capa de crema: Coloque los dátiles, las castañas de cajú, las dos naranjas peladas y

4 cucharadas de aceite de coco en la licuadora y mezclar hasta obtener una pasta homogénea. Lo ideal es que si ha de agregar agua, le añada la menor cantidad de posible. Cuanta menos cantidad de agua utilice, más cremosa será la mezcla.

Utilizando el molde de mayor tamaño, coloque la capa de berrys congelada en el interior y luego vierte la crema recubriendo por completo la capa de berrys. Congelar hasta que quede sólido.

Decorar y servir.

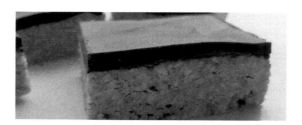

BARRITAS ENERGÉTICAS DE ALMENDRAS

DIFICULTAD:**FÁCIL** TIEMPO:**40 MINUTOS** RACIONES:**20**

{ INGREDIENTES }

2 tazas de almendras
1/2 taza de semillas de girasol
1/2 taza de avellanas
1/2 taza de mantequilla de almendras sin azúcar
1/2 taza de aceite de coco (derretido)
3 cucharadas de miel cruda
2 cucharaditas de extracto de vainilla
2 cucharaditas de canela
150 g de chocolate negro orgánico sin azúcar
2 cucharadas de aceite de coco o *ghee*

Coloque en la licuadora las almendras, las avellanas, las semillas de girasol, la mantequilla de almendras y mezclar durante 10 segundos.

Derrita el aceite de coco y póngalo en la licuadora, añada la miel, la vainilla y procese por otros 10 segundos. Extienda la mezcla en una bandeja de horno previamente forrada con papel pergamino. Es importante que la mezcla forme una capa uniforme. Coloque la bandeja en la nevera (1 hora) o en el congelador (30 minutos) Mientras tanto derrita el chocolate y el aceite de coco al baño maría.

Vierta la mezcla de chocolate con aceite de coco sobre la masa uniforme de frutos secos formando una buena capa fina. Ayúdese de una espátula.

Antes de cortar las barritas, permita que el chocolate se aposente y endurezca por completo. Una vez cortadas las barritas, colóquelas en el refrigerador durante 30 minutos.

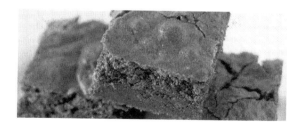

BROWNIES DE AZUKIS CON ACEITE DE COCO

DIFICULTAD:**FÁCIL** TIEMPO:**30 MINUTOS** RACIONES:**8**

{ INGREDIENTES }

3/4 de taza de azukis (cocidos)
4 cucharadas de leche de coco sin azúcar (o almendras)
1/2 taza de aceite de coco
1/2 cucharadita de levadura orgánica
1/2 taza de cacao en polvo orgánico sin azúcar
3 cucharadas de miel cruda
2 cucharaditas de extracto de vainilla
2 cucharaditas de canela (opcional)
1/2 cucharadita de bicarbonato de sodio

Precaliente el horno a 350 °C.

Forre un molde para pan con papel de pergamino de modo que sobresalga por cada lado.

Coloque en la licuadora o procesadora de alimentos, los *azukis* ya cocidos, enjuagados y bien escurridos junto con la leche de coco, el aceite de coco previamente derretido, la levadura, el cacao, el extracto de vainilla, la miel. Asegúrese de raspar los lados para que las pieles de los *azukis* queden bien procesadas.

La masa ha de quedar muy suave. Si está demasiado espesa, añada unas cucharadas más de leche de coco y remueva bien.

Vierta la mezcla en el molde para pan y con el dorso de una cuchara o una espátula alise la superficie.

Hornear a 350 °C. unos 30 min. Aunque parezca poco hecho, en el medio están bien. Al enfriarse acaban de aposentarse.

Dejar enfriar completamente en el molde mínimo durante unos 30 min.

Transfiera el molde tirando del papel pergamino a una tabla de cortar y corte empleando un cuchillo fino y muy afilado.

Servir

La Cuisine Recetas
Batidos

MEGA WARRIOR DE CHOCOLATE Y ALMENDRA

{ INGREDIENTES }

1 vaso de leche de almendra sin azúcar
1 vaso de agua
2 cucharadas de aceite de coco derretido
2 cucharadas soperas de cacao puro
1 cucharada sopera de polen
3 cucharadas soperas de maca
1 cucharadita de extracto de vainilla
1 semilla de cardamomo
Stevia líquida orgánica (opcional)
1 cucharada de proteína de suero de leche

FRESH ELECTROLITE

{ INGREDIENTES }

1/2 manojo de perejil (o cilantro)
1 manojo de Kale (troceado)
1/2 piña fresca
1 trocito de jengibre fresco
1 lima
1/2 aguacate
2 cucharadas de aceite de coco derretido
1 taza de leche de coco

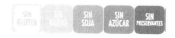

SUPER HIMALAYA CREAM CHOCOLATE

{ INGREDIENTES }

2 vasos de agua de coco
2 cucharadas de chía (remojada)
2 cucharadas soperas de bayas goji
2 cucharadas soperas de aceite de coco
1 cucharada sopera de proteína de arroz
2 cucharadas de mantequilla de macadamia
1 plátano (bien maduro)
5 dátiles (sin hueso)
1 cucharadita de cúrcuma

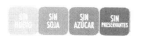

SUPER CLEANSER

{ INGREDIENTES }

1/2 manojo de perejil (o cilantro)
1 manojo de Kale (troceado)
1/2 piña fresca
1 trocito de jengibre fresco
1 lima
1/2 aguacate
2 cucharadas de aceite de coco derretido
1 taza de leche de coco

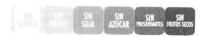

BATIDO VERDE DE MANDARINA

{ INGREDIENTES }

2 vasos de agua de coco
2 tazas de hojas de remolacha
6 mandarinas peladas
1 manojo de cilantro
2 cdas. de aceite de coco derretido
1 limón (jugo)

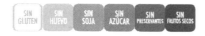

BATIDO PROTEICO DE ARÁNDANOS

{ INGREDIENTES }

2 tazas de Kale (o espinacas)
2 tazas de arándanos
2 cucharadas de chía (remojada)
1/2 taza de almendras
2 cucharadas de aceite de coco derretido

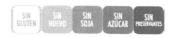

BOMBA ANTIEDAD

{ INGREDIENTES }

2 vasos de agua de coco
2 cucharadas de chía (remojada)
1 taza de mulberries
2 cucharadas açai en polvo
1 taza de goldenberries
2 cucharadas soperas de aceite de coco
1 cucharada de proteína de suero de leche
1 cucharada de chlorella

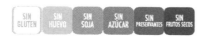

DULZURA RADIANTE

{ INGREDIENTES }

2 peras (dulces y maduras)
1 taza de mulberries
3 cucharadas de maqui en polvo
3 cucharadas de mantequilla de macadamia
2 cucharadas de aceite de coco derretido
1 cucharadita de extracto de vainilla

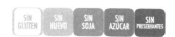

FRESCOR
DE SOL NACIENTE

{ I N G R E D I E N T E S }

4 vasos de agua de coco
1 limón pelado
1 naranja pelada
3 zanahorias medianas
45 g de bayas goji
2 dátiles (sin hueso)
6 hojas de menta fresca
2 cucharadas de aceite de coco derretido
1 cucharada sopera de polen

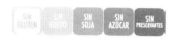

SUSPIRO
DE LIMÓN ROSA

{ I N G R E D I E N T E S }

1/2 taza de zumo de naranja
1 limón exprimido
1/2 taza de frambuesas
2 cucharadas de bayas goji
1/2 cucharada camu camu en polvo
2 cucharadas de aceite de coco derretido

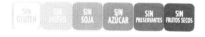

MATCHA
REVIVAL

{ I N G R E D I E N T E S }

2 tazas de leche coco
1 vaso de agua
2 cucharadas de chía (remojada)
2 cucharadas de semillas de sacha inchi
2 cucharadas de polvo de té Matcha
1 cucharadita de extracto de vainilla
1/2 aguacate (pequeño)
5 dátiles (sin hueso)

MÁGIC
CHILE

{ I N G R E D I E N T E S }

2 tazas de agua de coco
1 taza de leche de almendras
1/2 chile rojo
1/4 manojo de cilantro
3 rodajas de piña
2 cdas. de aceite de coco derretido
5 dátiles (sin hueso)
30g. de lúcuma en polvo

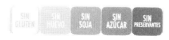

Mil y un usos del aceite de coco

ACEITE DE COCO Y MASCOTAS
Una sabrosa terapia recomendada por médicos veterinarios

Hasta ahora, hemos centrado nuestra atención en los bien reconocidos beneficios del aceite de coco en las personas pero, ¿qué sucede con respecto a las mascotas?, ¿es igual de eficaz?, ¿existe alguna contraindicación a tener presente?

Del mismo modo que el aceite de coco es genial para nosotros los seres humanos, ocurre lo mismo para nuestras adorables mascotas. Ya sea por vía tópica o interna, las mejoras en la salud, están más que garantizadas. Ahora bien, existe un gran problema, y es que cuando se les aplica aceite de coco vía externa en ciertas zonas del cuerpo, ¡tus mascotas enloquecerán de placer lamiéndose sin parar!, ¡y no es broma! Les encanta tanto que dependiendo de la zona a tratar, resulta toda una odisea mantener la aplicación de aceite de coco.

El único punto a tener muy presente cuando se quiere introducir el aceite de coco tanto en nuestra dieta como en la de nuestros animales, es la procedencia y calidad del mismo. Ya sea para tu fiel amigo perruno, tu peludo gato, tus plumíferos o colegas varios con pezuñas, el aceite de coco ofrece de por sí, una serie de ventajas en la vida cotidiana de casi todo tipo de mascotas. Sus aplicaciones, de muy diversa índole van: desde la prevención así como tratamiento de enfermedades, hasta bálsamo y desinfectante para cortes y heridas, acondicionado e hidratación del pelo, repelente natural de pulgas y garrapatas, fortalecimiento de la salud ósea, cardiovascular, digestión, control de peso, etcétera. Y por descontado, la prolongación de la vida.

Sabemos que el aceite de coco, es capaz de obrar milagros balanceando los desastrosos efectos que puedan experimentar nuestras mascotas a causa de una dieta altamente procesada en base a los pellet o piensos. Alimentos estos llenos de conservantes, aditivos, grasas hidrogenadas, transgénicas, aceites vegetales, almidones así como alimentos transgénicos y una larga lista más de sustancias perniciosas para la salud de nuestros animales. Si lo que queremos mediante el aceite de coco es obtener resultados extraordinarios, lo ideal, es administrarlo junto con una correcta y equilibrada dieta ya que así su eficacia será mucho mayor.

Nosotros mismos, hemos sido testigos de que a pesar de alimentar a nuestros integrantes perrunos con croquetitas supuestamente de muy alta calidad, sus alergias a nivel de piel, han permanecido sin encontrar solución alguna. No ha sido hasta el momento en que les hemos cambiado radicalmente su alimentación, que sus alergias se han desvanecido casi por completo, su apetito se ha incrementado, su peso es estable, su pelo está mucho más brillante y por si fuera poco, tienen mayor energía y vitalidad. En consecuencia, andan más simpáticos, juguetones, alegres y obedientes. Todo ello claro está, al añadido del maravilloso toque exótico y gourmet del aceite de coco en sus comidas caseras.

Querido lector, permítenos remarcar lo aquí expuesto. Casi todas las enfermedades prematuras y desórdenes que pueda padecer tu mascota, vienen dadas por el gran peligro que encierran los alimentos procesados. Y lo mismo ocurre con nosotros los seres humanos. Si, ya sabemos. Alimentarlos a base de croquetas es mucho más cómodo y rápido. Pero las consecuencias, a veces a corto plazo son bien desagradables por tener que desembolsar grandes sumas monetarias en medicamentos restrictivos, repetitivos y de grandes efectos secundarios. Ni nuestros cuerpos, ni los de nuestras mascotas, han sido diseñados para manejar este tipo de sustancias.

10 contundentes razones para agregar aceite de coco en la dieta de tus mascotas

1) El aceite de coco **mejora la salud general de la piel y elimina condiciones** tales como el eczema, alergias a las pulgas, dermatitis por contacto y picazones.

2) **Ayuda a hidratar la piel** haciendo que el pelaje brille ya sea ingiriéndolo, como champú o ambos.

3) Aplicado directamente sobre la piel **promueve la curación** de cortes, heridas, puntos calientes, mordeduras y picaduras.

4) **Las propiedades antibacterianas y antifúngicas** del aceite de **coco ayudan a reducir el olor** de su mascota proporcionándole un aroma agradable además de eliminar el mal aliento.

5) **Previene las infecciones** por levaduras y hongos incluyendo la cándida.

6) **Mejora la absorción de nutrientes** y ayuda en la curación de los trastornos digestivos como el síndrome del intestino inflamatorio y la colitis.

7) El aceite de coco **previene y controla la diabetes** mediante el control y equilibrio de la insulina. También promueve la función normal de la tiroides ayudando a prevenir la infección y la enfermedad cardíaca.

8) **Ayuda en la eliminación** de las bolas de pelo y la tos.

9) **Ayuda a reducir el peso**, a mantenerlo y aumentar la energía promoviendo la movilidad en perros con artritis y otros problemas de las articulaciones.

10) Y por último, como afirma la Dra. veterinaria y naturópata Karen Becker, se ha demostrado que el aceite de coco, **mejora el metabolismo energético del cerebro** y disminuye la acumulación de proteína amiloide que da lugar a lesiones cerebrales en las mascotas viejas.

No te estamos diciendo que el aceite de coco sea la panacea que lo cura todo ni mucho menos. Te estamos diciendo que lo que este fruto de color marrón y de carne blanca puede hacer por la salud de tus mascotas, es muy superior a lo que cualquier medicamento químico habido y por haber pueda hacer. De partida, porque su ingestión exterminará todo tipo de parásitos a nivel interno sin ser invasivo ni peligroso. Dato que de por si, ya resulta crucial para la felicidad y calidad de vida de tus mascotas.

A continuación, una guía orientativa de las dosis a utilizar tanto en perros como en gatos:

Perros de tamaño medio y grande: 1 cucharadita para comenzar e ir incrementando gradualmente en el transcurso de dos semanas hasta llegar a 1 o 2 cucharadas soperas bien generosas. Añadir una vez al día.

Perros pequeños y cachorros: de media a 1 cucharadita para iniciar e ir aumentando hasta llegar a una cucharada llena en el transcurso de dos semanas. Añadir una vez al día.

Gatos adultos: media cucharadita de medición para iniciar e ir aumentando hasta llegar a 1 o 3 cucharaditas en el transcurso de 1 a 2 semanas. Añadir a la comida una vez al día.

- **Gatos pequeños**: 1/4 cucharadita de medición para iniciar e ir aumentando a 1 cucharadita en el transcurso de 1 semana. Añadir a la comida una vez al día.

El buen criterio y el sentido común deben prevalecer en la determinación a la hora de añadirles aceite de coco en su alimentación. Por ejemplo, un perro o gato con sobrepeso, necesitará dosis superiores a las aquí expuestas. En cambio, uno que esté sano y en forma, no necesitará grandes dosis. En el caso de presentarse cuadros de descomposición o deposiciones irregulares, hay que disminuir la cantidad que se le esté dando y ajustarla de nuevo. Y así, sucesivamente.

Estamos plenamente convencidos de que el aceite de coco es fantástico para tus mascotas. No importan las circunstancias que esté atravesando tu gran e inseparable amigo. En ocasiones es el letargo, otras, la caída de cabello, problemas bucales, oculares, de ácaros, el exceso de peso, la inapetencia, una alergia, mal humor, una irritación en la piel, vejez prematura... Nunca sabrás el gran impacto que puedes obtener hasta que introduzcas el maravilloso elixir del aceite de coco en sus vidas.

Abre tu mente, entrega un poco más de tu tiempo así como grandes dosis de amor a tus mascotas, ríete, juega con ellos y por descontado, permite que este manjar de los dioses -el aceite de coco- haga su trabajo.

LOS SORPRENDENTES USOS DEL ACEITE DE COCO
Lo raro, lo extraño y lo desconcertante

Hemos remarcado en repetidas ocasiones mediante la sabiduría ancestral, nuestra experiencia y por descontado, la investigación científica, los beneficios de salud internos y externos que el aceite de coco nos brinda. Pero es que además de todas las maravillas habidas y por haber del aceite de coco, hay que sumar los cientos de innumerables usos existentes del mismo que van desde aplicaciones tópicas de belleza, salud oral, tratamientos de primeros auxilios hasta limpieza y desinfección general en el hogar, combustible, betún para los zapatos, etcétera.

Literalmente son miles los usos que se le adjudican al aceite de coco. Si bien nosotros no vamos a exponerlos todos y mucho menos su descripción, creemos muy interesante exponer aquellos usos que realmente han sido documentados. Todo, con un único propósito: recuperar el uso de nuestro protagonista en nuestras vidas como así lo vienen haciendo y demostrando nuestros ancestros.

El listado que a continuación expondremos podría incrementarse en sobremanera simplemente porque a nivel terapéutico, el aceite de coco es un excelente antiinflamatorio y por ende, son cientos de condiciones médicas que se siguen estudiando a día de hoy engrosando la lista de usos del aceite de coco.

Salud general

• **Supresor del apetito**: la grasa en el aceite de coco desencadena la liberación de la hormona colecistoquinina lo que ralentiza el movimiento del alimento a través del tracto digestivo. Es el último nutriente en ser digerido y salir del estómago.

• **Lactancia materna**: para las madres lactantes, consumir un mínimo de 3 cucharadas de aceite de coco todos los días enriquecerá y aumentará la producción de leche.

• **Huesos y dientes**: el aceite de coco ayuda en la absorción del calcio y del magnesio, por tanto conduce a un mejor desarrollo de los huesos y dientes.

• **Digestión**: las grasas saturadas presentes en el aceite de coco ayudan a controlar los parásitos y hongos que causan indigestión y otros problemas relacionados con la digestión, como el síndrome del intestino irritable.

• **Incremento energético**: el aceite de coco aumenta la energía y la resistencia, por lo que es un gran complemento para los atletas así como aquellos que necesitan una rápida recuperación del esfuerzo.

• **Ejercicio**: el aceite de coco se ha comprobado que estimula el metabolismo, mejora la función tiroidea y aumentan los niveles de energía, es decir que ayuda a disminuir la grasa no deseada y aumenta el músculo.

• **Mejora y armoniza la secreción de insulina** y la utilización de glucosa en sangre, lo que es ideal tanto para los diabéticos como para los no diabéticos que deseen estabilizar su azúcar en sangre antes de originar otras enfermedades.

• **Ayuda a sanar el daño causado por la enfermedad celíaca** mejorando la absorción de nutrientes, mejora la absorción de nutrientes después de la extirpación quirúrgica parcial del estómago o el intestino.

• **Nivel pulmonar**: aumenta la fluidez de las membranas celulares en los pulmones.

• **Embarazo**: ayuda a prevenir la diabetes gestacional, ayuda a la función renal, protege a la futura madre de una gran cantidad de amenazas potenciales de infecciones del mismo modo que aumenta su inmunidad.

• **Enriquece la calidad de la leche** durante la lactancia.

• **Previene deficiencias de vitaminas y minerales** (aumenta el valor nutricional de los alimentos).

• **Evita la oxidación** de los ácidos grasos.

• **Promueve un tono de piel más firme** con menos flacidez.

• **Estrés**: el aceite de coco aplicado tanto exterior como interiormente es un gran aliviador de la fatiga mental. Además, su aroma es extremadamente calmante ayudando así a reducir su nivel de estrés.

• **Mejora la absorción de vitaminas y nutrientes** como el magnesio, calcio, vitamina K y D.

• **Pérdida de peso**: las grasas saturadas contribuyen a la pérdida de peso y también aumentan la tasa metabólica.

• **Reduce el estrés en el páncreas** (regula las enzimas pancreáticas y las hormonas).

• **Se utiliza en la nutrición parenteral** (entregado por vía intravenosa para prevenir la degradación muscular en pacientes en estado crítico), así como en la nutrición enteral (nutrientes entregados a los pacientes por la alimentación por sonda).

• **Evita el catabolismo** y la descomposición de las proteínas del músculo durante el ayuno, la dieta o el ejercicio intenso.

• **Previene y trata la malnutrición**.

• **Fortalece los preparados** para lactantes, las fórmulas de alimentación de los hospitales, etcétera.

Vía interna

Cuando el aceite de coco es administrado por vía interna es conocido por ayudar, prevenir, aliviar e incluso curar estos problemas de salud:

Acidez y ardor estomacal, indigestión, la deficiencia de carnitina muscular, la de beta-lipoproteína, fatiga adrenal, alergias, demencia, alzhéimer, asma, autismo, presión arterial, regulador función intestinal, infecciones bronquiales, la cirrosis biliar primaria, cáncer, *Candida albicans*, síndrome del túnel carpiano, cataratas, colesterol, síndrome de fatiga crónica, enfermedad de Crohn, circulación, resfriados y virus, estreñimiento, fibrosis quística, cistitis, enfermedades degenerativas como la artritis, depresión, diabetes, disentería, eczema, edema, endometriosis, epilepsia, fiebre, fibro quistes mamarios, piel escamosa y seca, problemas vesícula biliar, gases, gastritis, glaucoma, gonorrea, gota, problemas encías, H. Pylori, halitosis, Hashimoto, piojos, enfermedades corazón, hemorroides, VIH, problemas hormonales, hipertiroidismo, generador del sistema inmunológico, inflamación, gripe, síndrome del intestino irritable, ictericia, enfermedad renal, cálculos renales, enfermedad hepática, enfermedad de Lou Gehrig (ALS), problemas sangre, problemas pulmones, lupus, síndrome de mala absorción, desnutrición, calambres menstruales, menopausia, alivio en la menstruación, migrañas, mononucleosis, esclerosis múltiple, osteoporosis, pancreatitis, parásitos (como la tenia, trematodos hepáticos y giardia), Parkinson, caries, neumonía, crecimiento de la próstata (hiperplasia pros-

217

tática benigna), retinosis pigmentaria, retinopatía, nefropatía, raquitismo, problemas piel, escorbuto, tos del fumador, venas de araña, Staphyloccus Aureus, úlceras estomacales, tinnitus, hongos de uña, tordo, problemas tiroides, tifoidea, colitis ulcerosa, infecciones del tracto urinario, infecciones vaginales por levaduras, la esclerosis múltiple (MS), la esclerosis lateral amiotrófica (ELA), etcétera.

Vía tópica

Cuando el aceite de coco es administrado por vía externa es conocido por ayudar, prevenir, aliviar e incluso curar estos problemas de salud:

Acné, alergias, artritis, pie de atleta, dolor de espalda, calvicie, forúnculos, quistes, aftas, celulitis, herpes labial, conjuntivitis, dermatitis de contacto, descongestionante, eczema, verrugas genitales, enfermedades encías, gingivitis, herpes, urticaria, picazón de ojos, queloides, queratosis, psoriasis, rosácea, herpes, verrugas, etcétera.

Contratiempos esporádicos de salud

Manchas en la piel, mordeduras de animales, sustituto antiácido, llagas, marcas de nacimiento, marcas de láser, mordeduras de lactancia, huesos rotos, moratones, mordeduras y picaduras de insecto, quemaduras, varicela, sequedad de ojos, infecciones de oído, intoxicación alimentaria, padrastros, impotencia, uñas encarnadas, insomnio, laringitis, calambres en las piernas, piojos, mastitis, náuseas, sangramiento nariz, salud y dirigía oral, tiña, mordeduras de serpiente, dolor de garganta, ronquidos, quemaduras solares, desintoxicación alcohol o drogas, oído de nadador, dolor de muelas, sequedad vaginal...

Higiene personal

Loción después del afeitado, emoliente, exfoliante corporal, bálsamo labial, crema para cutículas, caspa, desodorante, limpiador de oídos, conLoción después del afeitado, emoliente, exfoliante corporal, bálsamo labial, crema para cutículas, caspa, desodorante, limpiador de oídos, contorno de ojos, acondicionador de pestañas, jabón facial, pies agrietados y callosos, acondicionador de cabello, repelente para tintes de cabello, fortalecimiento y crecimiento del cabello, limpiador de manos, repelente de insectos, lubricante, desmaquillador, aceite de masaje, hidratante, enjuague bucal, esmalte de uñas de secado rápido, solución para pieles grasas, aceite de masaje perineal, minimizador de poros, champú, crema antiestrías, autobronceador, protector solar, curación tatuajes, pasta de dientes, varices, como sustituto de la vaselina, vitíligo, lubricante personal, prevención y reductor de arrugas, combate las verrugas, las verrugas genitales, regula el pH de la piel, etcétera.

Bebés y niños

Trastorno de déficit atencional, curación por circuncisión, costra láctea, sanación contra la irritación de los pañales, enriquecedor de fórmulas, repelente, fortalecedor, analgésico dental.

Cocina

Sustituto de mantequilla, manteca, margarinas, protector contra las quemaduras del congelador, cubitos de hielo, suplemento nutricional, evitar manchas de agua, sustituto de aceites para cocinar, eliminar restos de comida, aceite de ensalada, previene manchas, lubricante de utensilios, etcétera.

Interior y exterior del hogar

Limpiador de bañera y ducha, lubricante de persianas, ventiladores, pomos, cerraduras, limpiador y humectante de cuero y piel, abrillantador de hojas de plantas, eliminador de óxido, herbicida, insecticida, etcétera.

Mascotas

Enfermedades de piel, cortes, heridas, puntos calientes, sequedad de piel y cabello, mordeduras, picaduras, eczemas, alergias pulgas, dermatitis de contacto, picazón piel, desinfectante, embellecedor y suavizante del pelaje, previene y trata las infecciones por levaduras y hongos, reacciones alérgicas, trastornos digestivos, bolas de pelo y tos, mejora la digestión y la absorción de nutrientes, reduce o elimina el mal aliento, huesos, músculos y tendones, antibacteriano, antiviral, antihongos, previene y controla la diabetes, controla, aumenta o reduce el peso, mejora la energía, mejora el metabolismo energético cerebral, evita que las aves se contagien mediante la piel y las plumas, regula y equilibra la insulina, promueve la función normal de la tiroides, tratamientos para la mastitis, limpiador de orejas, etcétera.

Otros usos en general

Fabricación de velas, aceite de unción, base para vapores caseros, jabón (la más alta calidad, natural desinfectante, antimicrobiano, enjabona hasta incluso en agua salada), limpiador de brochas, limpia salpicaderos y llantas, combustible para coches, máquinas diesel, generadores, bombas, combustible para farolillos, betún, lubricante instrumentos de cuerda, cera para *Snowboard*, reduce los efectos secundarios de los tratamientos convencionales contra el cáncer (quimioterapia y radioterapia), carrier para medicamentos, conservante de drogas, disuelve el chicle pegado en el pelo, alfombras, ropa o zapatos, pulir metales, combustible de avión (Boeing 747), fabricación respetuosa con el medio ambiente de las nanopartículas de plata y oro para su uso en la nanotecnología, proporciona material básico para la producción de productos oleoquímicos utilizados en la fabricación de cientos de productos tales como detergentes, disolventes, plásticos, grasas, resinas, lubricantes, etcétera.

SIN EXCUSAS: ¡RÁPIDO Y YA!
4 razones para añadir aceite de coco en tu té o café

Ha llegado el momento de que conozcas una de las maneras más rápidas, y eficaces de consumir aceite de coco.

Existe una extendida tendencia que ya ha cambiado la forma en la que se consume el café. *The New York Times* lo tilda de «culto», el Dr. y gurú del wellness Frank Lipman lo recomienda a sus pacientes, incluso el programa estrella de la NBC puso el santo en el cielo alabando este super-café. Y es que en lugar de crema, leche y azúcar, millones de personas en todo el mundo están añadiendo aceite de coco y mantequilla orgánica en su café. Quizás te suene un tanto extraño e incluso puedas pensar que roza lo absurdo, pero imagínate por un momento que ese café, es capaz de sustituir un desayuno completo, entregar energía constante para aguantar un buen número de horas, ayudar a concentrarse y adelgazar. Su nombre es *Bulletproof Coffee*, su inventor el ingeniero y biohacker californiano Dave Asprey.

Según relata su creador, todo sucedió al llegar casi desfallecido al refugió donde dormía tras encontrarse escalando el Tíbet. Según explicó, cuando los guías lo vieron tan exhausto, le prepararon un té con mantequilla de Yak que le hizo notar de inmediato como su cuerpo se recomponía. A partir de ese momento, Dave Asprey empezó a preguntarse el porqué de su pronta recuperación. Tras dos años de pruebas, nació el *Bulletproof Coffee*.

Si bien la receta original del *Bulletproof Coffee* lleva dos cucharaditas de mantequilla orgánica, dos de *Brain Octane Oil* (un aceite de coco enriquecido) y café de alta pureza, nosotros deseamos hacer hincapié en que nos centraremos única y exclusivamente en la versión en la que tan sólo se emplea aceite de coco de excelente calidad. Es decir, que el ingrediente principal estrella es el aceite de coco, el té las infusiones o el café. Una modalidad que nosotros mismos y otros tantos millones de personas de diferentes partes del globo terráqueo venimos practicando con asombrosos y deliciosos resultados.

La receta consiste en verter cuidadosamente el café o té en la licuadora, añadir el aceite de coco, tapar y mezclar. También puede hacerse con una simple batidora. La mezcla quedará espumosa y cremosa. Opcionalmente se le puede añadir un poco de Stevia o una pizca de miel e incluso extracto de vainilla. Aunque a decir verdad, ni el buen café, ni el té o a cualquier otra infusión de hierbas debiera endulzarse por muy natural que sea la fuente de donde proviene el dulzor..

Sobran las palabras al decir que, el simple hecho de añadir el aceite de coco una vez está hecho el café o el té y remover bien con una cucharita, es del todo viable. Estará listo para tomar. La gran diferencia entre una opción y la otra, simplemente reside en la cremosidad y la espuma que se adquiere al licuarlo quedando una bebida realmente *gourmet*.

A continuación, sus contundentes beneficios:

1) Aumenta la energía e incrementa la función cognitiva

Al mezclar el café, té o infusión con las grasas saludables del aceite de coco se ayuda a producir cetonas a partir de la grasa creando energía en el cuerpo que, literalmente mantienen activo por varias horas.

2) Mantiene el cuerpo en un estado de cetosis

Beber cada mañana té o café con aceite de coco, ha demostrado reducir la grasa corporal ayudando a que el cuerpo entre en la modalidad de quemador de grasa durante todo el día y muy especialmente, en las personas con sobrepeso.

3) Sus grasas saludables incrementan el sistema inmune

Esta exquisita bebida de consumir aceite de coco con el café, proporciona maravillosas sustancias al organismo para crear las membranas celulares, hormonas, prevenir enfermedades neurodegenerativas, del corazón y además, una fuerte protección antiinflamatoria.

4) Reemplaza el desayuno

Entre dos y cuatro cucharadas de aceite de coco en el café, es todo lo que se necesita para reemplazar la comida del desayuno proporcionando al cuerpo grasas y calorías esenciales de mayor calidad y rendimiento que por ejemplo, de una fuente de carbohidratos como pueda ser la avena.

Mediante este simple gesto matutino de añadir aceite de coco a la infusión, té, café o incluso en agua caliente con limón, eliminamos los antojos irrefrenables de azúcar y sal que asaltan a lo largo del día.

Siempre nos hemos encontrado con un gran porcentaje de personas que a pesar de estar bien informadas en el uso del aceite de coco, remarcan insistentemente su escasez de tiempo, la no experiencia y la falta de creatividad a la hora de utilizarlo en su día a día. Quizás, acabamos de mostrar la manera más práctica y eficaz de comenzar el día con la ayuda de nuestro maravilloso protagonista, el aceite de coco.

Resulta del todo imposible colocar excusas de por medio para no honrar de una vez por todas nuestro maravilloso cuerpo y aprovechar todos los beneficios que el aceite de coco nos entrega.

Suena el despertador, lo único que te anima a levantarte es el aroma de un delicioso café recién hecho inundando tus sentidos, así es que…

Aceite de coco y ¡ya!, ¡BIENVENIDA VIDA!

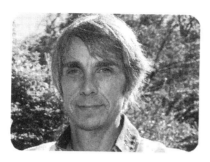

Sergi Recasens, nació el 4 de Julio de 1974 en la ciudad de Tarragona, España. Cursó sus estudios en la Universidad Laboral de su ciudad natal, licenciándose en Artes Gráficas y posteriormente en Diseño Gráfico y 3D.

Es gracias a su gran transformación física -dejando atrás más de 40kg de sobrepeso- y espiritual, que emprende su trayectoria como Guía de Vida. Co-creador protocolo inkrESSENCE®, especialista en nutrición «Hi Food», autor e investigador.

Su experiencia profesional y su gran carisma, lo han situado en la vanguardia de los estudios que comprenden las energías que forman al ser humano transformando la vida de miles de personas, siendo éstas capaces de revertir trastornos como la depresión, obesidad, insomnio, estrés, cáncer, alergias, artritis, migrañas, trastornos hormonales y autoinmunes, reflujo, colon permeable, mala absorción intestinal, insuficiencia renal, adicciones, etcétera.

Gracias a su enfoque en la manifestación y potencial del alma, así como en el poder de la resiliencia es que Sergi Recasens, es reconocido a nivel internacional por su labor.

www.sergirecasens.com
www.facebook.com/sergi.rekasens

BIBLIOGRAFÍA

1ª PARTE: Conociendo el aceite de coco
Meredith Melnick, *The Huffington Post*, 2014.
Dr. Bruce Fife. *The coconut oil miracle*, Picadilly Books, 1999.
Dr. Bruce Fife. *Coconut Cures*, Picadilly Books, 2005.
Zoe Harcombe. *The Obesity Epidemic: What Caused It? How Can We Stop It?*
Wikipedia. *https://en.wikipedia.org/wiki/Ancel_Keys*
Dr. Mercola. *www.espanol.mercola.com*
Departamento de Nutrición de la Facultad de Farmacia de la Universidad Complutense de Madrid, y el Instituto del Frío, del Consejo Superior de Investigaciones Científicas (CSIC), *Nutrición Hospitalaria*, 2008.
Dr. Mary G. Enig, Ph.D., F.A.C.N. *Coconut: In Support of Good Health in the 21st Century.*
Barry Groves, PhD. *The Cholesterol Myth, parts 1 and 2.*
Robert H Knopp and Barbara M Retzlaff. *Saturated fat prevents coronary artery disease? An American paradox, American Journal of Clinical Nutrition, 2004.*
Journal of Food Lipids 3. *Medium Chain Triacylglycerols.*
Journal of Environmental Pathology, Toxicology and Oncology. *Medium chain triglycerides (MCT) in aging and arteriosclerosis, 1986.*
Stafstrom CE, Rho JM. *The ketogenic diet as a treatment paradigm for diverse neurological disorders, 2012.*
Kabara, J.J. *The Pharmacological Effect of Lipids,* JJ Kabara, ed., 1978.
Boddie, R.L. and Nickerson, S.C. *Evaluation of postmilking teat germicides containing Lauricidin, saturated fatty acids, and lactic acid*, Journal of Dairy Science, 1992.
Steven Byrnes, Ph.D. *A & U Magazine*, 2000.
Hierholzer, J.C. and Kabara J.J. *In vitro effects on Monolaurin compounds on enveloped RNA and DNA viruses,* Journal of Food Safety, 1982.
Wang, L.L. and Johnson, E.A. *Inhibition of Listeria monocytogenes by fatty acids and monoglycerides,* Appli Environ Microbiol, 1992.
Fletcher, R.D., Albers, A.C., Albertson, J.N., Kabara, J.J. *Effects of monoglycerides on mycoplasma pneumoniae growth, in The Pharmacological Effect of Lipids II,* JJ Kabara, ed., American Oil Chemists' Society, Champaign IL, 1985.

2ª PARTE: Aceite de coco y Enfermedades
Dr. Mary Newport, *Alheimer's Disease*, Basic Health Publications, Inc.
Mary Enig. *Know Your Fats*, Ph.D, Bethesda Press.
Dr. Bruce Fife. *The coconut oil miracle*, Picadilly Books, 1999.
Donna Gates, *The Body Ecology Diet*, Hay House, Inc, 1996.
The Guardian, 2013.
Dr. Horst Frank and Dr. Birgit Moos, *Research into the Effects of Vibration Training on Cellulite.*

ConsumerProductsReview.org, *HGH can end cellulite! Myth or Bust?* *http://espanol.mercola.com/boletin-de-salud/como-eliminar-la-celulitis.aspx*

The European Journal of Obesity, *2010*

Jonny Bowden, PhD, CNS and Stephen Sinatara, MD, FACN, *The Great Cholesterol Myth,* Fair Winds Press

Val Willingham, CNN. *Reversing Diabetes is Possible*, 2011.

Sircar S, Kansra U. *Choice of cooking oils-myths and realities,* Journal Indian Medical Association, 1998.

Dr. Raymond Peat. *A Renowned Nutritional Counselor Offers His Thoughts About Thyroid Disease.*

Kochikuzhyil BM, Devi K, Fattepur SR. *Effect of saturated fatty acid-rich dietary vegetable oils on lipid profile, antioxidant enzymes and glucose tolerance in diabetic rats,* Indian J Pharmacol, 2010.

Fernanda Barros, Corresponsal de Ivanhoe Health. *Insulina: ¿Predictor para el Alzheimer?,* 2011.

http://www.ncbi.nlm.nih.gov/pmc/articles/PMC3981696/

Dr. Nigel Turner y el Profesor Asociado Jiming Ye, Instituto Garvan de Investigaciones Médicas en Australia, 1992.

Hepatoprotective Activity of Dried-and Fermented-Processed Virgin Coconut Oil, Hindawi Publishing Corporation, 2011.

In vivo antinociceptive and anti-inflammatory activities of dried and fermented processed virgin coconut oil, 2011.

Philipp J Intern Med. *Anti-inflammatory activity of virgin coconut oil,* 2007.

S.G. Sáyago-Ayerdi, M.P. Vaquero, A. Shultz-Moreira, S. Bastida y F.J. Sánchez-Muniz, Nutr. Hosp. *Utilidad y controversias del consumo de ácidos grasos de cadena media sobre el metabolismo lipoproteico y obesidad,* 2008.

J Obes. *Medium-chain triglyceride diet and obesity,*1984.

Philipp J Intern Med. *The effect of virgin coconut oil on weight and lipid profile among overweight, healthy individuals,* 2008.

Asia Pac J Clin Nutr. *A good response to oil with medium- and long-chain fatty acids in body fat and blood lipid profiles of male hypertriglyceridemic subjects,* 2009.

Pharmacol Res. *Medium-chain fatty acids: functional lipids for the prevention and treatment of the metabolic syndrome,* 2010.

J. Nutr Sci Vitaminol. *Effects of dietary medium-chain triacylglycerol on mRNA level of gluconeogenic enzymes in malnourished rats,* 2008.

Dr. Mercola. *How to Help Your Thyroid with Virgin Coconut Oil,* 2003.

3ª PARTE: Aceite de coco y Belleza

Olga Maulén. *Material didáctico original.*

4ª PARTE: Recetas con aceite de coco

Ensaladas

Crispynut.com. *Receta adpatada.*
Camie Valpone. *Receta adpatada.*
Kim Coverdale. *Receta adpatada.*
Sopas
Madeleine Shaw. *Receta adpatada.*
Marcus Samulesson. *Receta adpatada.*
Detoxdy. *Receta adpatada.*
Frituras
Flavorite. *Receta adpatada.*
Turbana. *Receta adpatada.*
Eat Pary Cook. *Receta adpatada.*
Horneados
Food Network. *Receta adpatada.*
Healthy Recipes. *Receta adpatada.*
Namely Marly. *Receta adpatada.*
Postres
Emily Von Euw. *Receta adpatada.*
France Morissette. *Receta adpatada.*
Dr. Oz. *Receta adpatada.*
Batidos
Sergi Recasens. *Material creado y adaptado.*

5ª PARTE: Mil y un usos del aceite de coco
Dr. Karen Becker. *http://coconutoil.com/*
Dr. Bruce Fife. *Coconut Therapy for Pets,* Piccadilly Books, Ltd., 2014.
Jennifer. *Autor of Hybrid Rasta Mama, http://hybridrastamama.com/*
Dr. Mercola. *Innumerables usos para el aceite de coco,* 2013.

*http://www.ncbi.nlm.nih.gov/pubmed/19437058_http://www.webmd.com/vitamins-supplements/ingredientmono-1138-lauric%20acid.aspx?activeingredientid=1138&activeingredientname=lauric%20acid_*

*http://www.ncbi.nlm.nih.gov/pubmed/24150106_http://www.ncbi.nlm.nih.gov/pubmed/19437058_*
*http://www.ncbi.nlm.nih.gov/pubmed/3532757_http://en.wikipedia.org/wiki/Mediumchain_triglyceride_*

*http://ajcn.nutrition.org/content/34/8/1552.short_http://www.ncbi.nlm.nih.gov/pubmed/2021124_*

http://www.ncbi.nlm.nih.gov/pubmed/8654328_http://en.wikipedia.org/wiki/Lauric_acid

ÍNDICE

SEGUNDA PARTE: USO TERAPÉUTICO DEL ACEITE DE COCO

CUARTA PARTE: RECETAS CON ACEITE DE COCO

QUINTA PARTE: MIL Y UN USOS DEL ACEITE DE COCO

99906198R00143

Made in the USA
Columbia, SC
13 July 2018